Redazione, grafica, impaginazione:
a cura di *A. e P. Pilotto (Peschiera del Garda - VR)*

Disegni:
Mario Stoppele (Sommacampagna - VR)
eccetto i simboli dei preparati e i disegni alle pagg. 8, 11, 55-alto e 69-alto, 134, 137, 142 di *A. Pilotto (Peschiera del Garda - VR)*.

Fotografie:
di *Antonio Testi (Verona)*
eccetto le foto alle pagg. 29-mezzo, 37-alto, 39-mezzo, 41-alto, 59-alto, 75-alto, 77-alto, 81-alto, 99-alto, 105-alto, 107-alto, 111-alto, 117-mezzo, 117-basso, 127-basso, 129-alto, 131-alto, 131-basso, 133-mezzo di *Archivio Demetra (Bussolengo -VR)*;
pag. 125-alto di *Gabriele Buracchi*;
pagg. 63-mezzo, 107-mezzo di *L. Cretti*;
pagg. 13-alto; 23-mezzo, 27-alto, 39-alto, 41-mezzo, 47-basso, 63-alto, 71-basso, 79-mezzo, 87-alto, 101-mezzo, 123-basso, 129-mezzo di *Vincenzo De Maria (Villalvernia - AL)*;
pagg. 65-alto, 93-basso, 115-alto, 121-basso di *Gianni Pizzighella (Dossobuono - VR)*;
pagg. 37-mezzo, 71 alto di *Stefano Scolari (Verona)*;
pag. 97-basso dello *Studio Pulga-Pedrini (Bologna)*.

ERBE e SALUTE
Disturbi e rimedi
1ª edizione maggio 1994
© DEMETRA S.r.l.
Via del Lavoro, 52 - loc. Ferlina
37012 Bussolengo (VR)
Tel. 045/6767222 - Fax 045/6767205

Roberto Chiej Gamacchio

ERBE
e SALUTE
Disturbi e rimedi

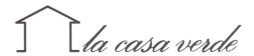

A mio fratello Franco.

Introduzione

È innegabile che una delle caratteristiche salienti di questo secolo sia identificabile nell'informazione. Il fenomeno, lungi dall'aver esaurito la sua spinta, sta risalendo velocemente e impetuosamente una china di cui non si percepisce l'acme.
Alla radio sono seguiti televisione, telematica e tutti gli altri mezzi attraverso cui l'informazione circola velocemente a tutti i livelli. Fenomeno di indubbio interesse sociologico e importante fatto culturale. Volutamente non entriamo in un giudizio di merito morale — l'informazione infatti può divenire incitazione al male o sublimazione al bene, a seconda dei contenuti e della ridondanza di essa — ma ci si accorge comunemente come la pubblicità di un prodotto, posta in maniera martellante, alla fine convinca della bontà dello stesso. Pertanto l'informazione, rivestita del manto scientifico dello specialista, propinata attraverso accattivanti immagini fotografiche o televisive, accompagnata da gradevoli motivi musicali, colpisce, incanta, affascina, convince l'utente del fatto di conoscere anche ciò di cui mai ha sentito o avrebbe sentito parlare in altre condizioni.
L'importanza del mezzo e del contenuto dell'informazione sono pertanto innegabili.
Se da un lato questa cultura ha reso possibile l'avvicinamento delle masse a problematiche specialistiche, ha dall'altra esasperato i rapporti delle stesse con dei miti, spesso futili, nei quali si rispecchiano. L'attrice X, l'attore Y, quella moda d'abbigliamento, quel modo di vivere, di parlare, di atteggiamento, divengono per l'assetato cultore di un certo tipo di informazione, modelli da seguire. Ciò ha cambiato velocemente i valori in cui si credeva, creandone di nuovi o non creandone affatto, con conseguenti stati gravi di disagio.
La possibilità, tramite l'informazione, di generare miti e di creare bisogni, ha sviluppato il fenomeno del divismo, inteso come momento modale, che può durare finché dura l'informazione o finché non venga sostituito con un altro.
Si assistono così a momenti di euforia per il prodotto Caio o per la persona Tizio, demonizzandoli subito dopo per l'apoteosi del prodotto Sempronio e della persona Fabio.
È un'altalena continua di umore, sapientemente regolata, una regia di massa mirata tramite l'informazione.

In uno di questi momenti modali, risorse dalle ceneri, quasi un'araba fenice, la cura con le piante medicinali, l'erboristeria.
Fu come una liberazione dal retaggio del farmaco di sintesi, fu fornita la possibilità dell'autocura che, se opinabile per molte ragioni, presenta d'altra parte il positivo impatto psicologico di "sapere cosa stia facendo".
Ci fu una vera esplosione, si moltiplicarono le erboristerie, si moltiplicarono i conoscitori di erbe, i corsi di erboristeria furono nuovamente programmati alla grande, si moltiplicarono i fruitori di questi metodi di cura. Giornali, televisione, radio, trasmettevano informazioni spicciole, spesso ascientifiche e raccogliticce, che ottenevano, in ogni modo, la diffusione capillare della conoscenza di questa metodica. Sembrava, ancora una volta, di assistere al solito episodio di moda destinato a svanire, come erano svaniti molti altri.
Questa volta fu diverso.
Pur essendo il fenomeno decisamente diminuito, non è cessato. Anzi! Si è fissato nella sua giusta dimensione e gode oggi ottima salute.
Alle promesse miracolistiche dei primi momenti è subentrata una conoscenza più razionale, si sono fissati con esattezza i limiti di validità e di inutilità, alle preparazioni semplicistiche sono subentrate produzioni specializzate di una recente industria, giovane, piena d'entusiasmo.
Le motivazioni che fanno sì che l'erboristeria permanga vicino alla farmacopea più strettamente scientifica, sono da ricercare nella minore fiducia, spesso paura, verso il farmaco di sintesi e nella crescente informazione (ancora l'informazione!) sul piano naturale che ha creato una coscienza ecologica.
Ormai chiunque si rende conto dell'assurdo modo di vivere che si è formato, del crescente tasso d'inquinamento causato dall'industria e dai rifiuti, della distruzione della natura e cerca, in qualche modo, di porvi rimedio nel suo piccolo.
La natura si pone interlocutrice fra il mondo dell'uomo in cui vive e che ha così formato e il mondo in cui si viveva e che si vorrebbe rivivere.
La natura è buona, è equilibrata, dona sensazioni di serenità. Di conseguenza una cura basata sulle piante, espressioni diretta di essa, non può che essere buona.

Erbe e salute

Se le erbe non fanno bene, non faranno male. Aforisma e assioma che si sente spesso citare. Molto vi sarebbe da dire su questo aspetto e con documentata critica; si pensi solo al fatto che le stesse piante medicinali sono sovente inquinate, perdendo pertanto l'alone di genuinità che si vuol loro attribuire. Ma non è questa la sede per approfondire tale argomento. Ciò che importa è che le piante, vicino a un documentato effetto terapeutico, hanno creato l'importante riavvicinamento a un mondo ideale che era il vero mondo dell'uomo, quello in cui fra esso e le espressioni della natura intercorreva armonia, quindi equilibrio, ergo benessere.

Queste sono le premesse, le entità buone da cui si è partiti. Esistono però anche quelle cattive, cui non si vuol pensare e cui l'informazione non dà peso.

Una cura erboristica, correttamente intesa secondo il credo naturale, dovrebbe iniziare e terminare nella stessa persona. La stessa persona, cioè, dovrebbe procedere alla raccolta delle droghe che le sono necessarie, facendo l'opportuna cernita di qualità, cogliendole in luoghi lontani dall'inquinamento — esistono? — procedendo alla conservazione delle stesse per i momenti di non reperimento, secondo canoni ben precisi che non le deturpino o che modifichino le loro virtù. Tutto ciò comporta cultura, cognizioni specifiche, non di usuale portata e comporta ancora, volontà e disponibilità temporale. Oggi però queste ultime sono molto rare. Una vita iperattiva, la necessità di avere tutto e subito, fanno sì che procedere a quanto prima detto, salvo rari casi, è pura utopia.

L'azione curativa delle erbe è lenta, quella della compressa veloce; la raccolta è difficoltosa, mentre il medicamento è reperibile facilmente in farmacia; avere tante droghe occupa spazio, una scatoletta poco. Queste e tante altre ragioni hanno allontanato una buona parte di persone dalla materia e dall'impatto accattivante iniziale. Chi ancora segue l'erboristeria è solo chi crede fermamente in essa, quasi una religione, e chi vi crede, più tiepidamente, preferendo acquistare le droghe in farmacia o erboristeria.

Fra tutti però vi sono i fedeli a oltranza e quelli più razionali.

I primi vorrebbero applicare l'autocura erboristica contro ogni malanno. Ciò è pericoloso perché l'erboristeria ha le sue limitazioni.

I secondi invece propendono in maniera intelligente a usare, a seconda dei casi, il farmaco di sintesi (che non è sempre e per principio negativo) o la cura a base di erbe.

Questi non sono, secondo l'accezione più conclamata, veri addetti dell'erboristeria, ma più giustamente utenti della stessa. La conoscenza necessaria si volge solo alla determinazione di una scelta, scelta che in ogni caso dovrebbe rimanere assolutamente di spettanza medica almeno nella diagnostica.

L'erboristeria ha oggi codificati i propri campi d'azione, spontaneamente, verso quei malanni usuali e conosciuti, ove è anche nota la sua indubbia capacità risolutiva. Il raffreddore, la stipsi, l'influenza ecc. sono affezioni ove le cure erboristiche possono molto e la scelta non si rivela infelice, ottenendo la guarigione in quel modo che, usualmente, viene definito dolce, senza eccessi sul piano organico, aiutando solo la *"vis medicatrix naturae"*.

Ma vi sono anche molte altre affezioni meno comuni dove l'apporto curativo delle piante medicinali, da sole o in associazione con presidi che solo il medico può valutare, può molto.

È a questo fine e per una più agevole possibilità di scelta che è stato approntato questo volume elencante affezioni e composizioni erboristiche sperimentate, in modo che l'utente possa reperire in tranquillità quanto gli sia necessario senza scervellarsi.

In molti casi sono presenti svariate composizioni. Sono forse elencate secondo una maggiore o minore capacità curativa? Nulla di questo. Ognuna è valida.

Le diverse formulazioni si attengono esclusivamente alle reperibilità locali delle droghe che non sempre sono ottenibili con facilità né direttamente né presso la farmacia o erboristeria. In funzione della reperibilità sarà fatta la scelta e non secondo altri parametri.

Se l'erboristeria ha creato il ponte fra la cura efficace, ma sconosciuta nelle bacheche farmaceutiche e quella popolare della tradizione, non è inopportuno ricordare quanto sia meglio prevenire che curare, quanto una vita il più possibile sana sia il farmaco più efficace per un sereno svolgimento della stessa. Aveva perfettamente ragione chi scrisse che: *"Contra vim mortis non est medicamentum in hortis"*.

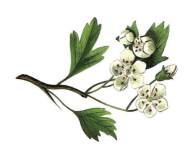

Preparazioni

Le preparazioni che vengono approntate nella prassi erboristica possono riassumersi sia in forme *semplici* che in *complesse*.
• Alle **semplici** appartengono la *macerazione*, l'*infusione* e la *decozione*.
• Alle **complesse**, che rientrano più propriamente in quella parte di tecnica farmaceutica definita "galenica", appartengono gli *estratti* molli, secchi e fluidi, le *tinture*, gli *oleoliti*, gli *unguenti* e i *liparoliti*, gli *enoliti*, gli *elettuari* ecc.
Una disamina, se pur concisa, si rivela necessaria per chiarire le diverse metodiche di preparazione. Componenti fondamentali sono:
- le **quantità** di droghe da estrarre,
- il **solvente** usato,
- il **metodo**,
- il **tempo** di estrazione.

Macerazione

È la preparazione più semplice. Scelto un solvente idoneo, solitamente **acqua,** si immergono le droghe per un tempo stabilito; le sostanze passano in soluzione a **temperatura ambiente.** È sicuramente la forma migliore di estrazione in quanto non viene fatto partecipare il calore che, sovente, può modificare o rendere meno attivi gli estratti. Sfortunatamente non tutti i semplici sono idonei per questo processo a causa della loro struttura o della insolubilità di alcune sostanze a quella temperatura.

Infusione

È un'estrazione in cui il **calore** facilita questo passaggio. La quantità prevista di droghe viene immersa nel solvente che è stato portato a una precisa temperatura, che deve essere quella necessaria e sufficiente a ottenere l'estrazione — qualunque gradazione superiore produrrebbe perdita di sostanze attive o anche modificazione delle stesse. Molte droghe contengono gli **oli essenziali,** princípi volatili che evaporano con il calore; occorre però che questa dispersione avvenga con la minore perdita possibile: si comprende così il perché della scelta di temperature mirate. In ogni caso l'immissione del solvente caldo sui semplici o viceversa, deve avvenire in un recipiente di vetro o di terracotta; questo deve essere coperto in maniera che i fumi non si disperdano. Per provocare una condensazione degli stessi è sufficiente aver raffreddata la copertura oppure raffreddarla con un cubetto di ghiaccio. I vapori condensati ricadranno nell'infusione con una minima perdita.

Decozione

Possono verificarsi casi in cui anche l'infusione si presenti come un procedimento non idoneo. Si tratta dei casi in cui il semplice è ottenuto da radici, cortecce, rami, parti cioè coriacee che necessitano di un grande apporto di calore perché cedano i princípi attivi. Assolve a ciò il metodo della decozione che, se pur necessario, è sicuramente anche il più incisivo e bruto. Esso consiste nella **bollitura,** per un tempo codificato, delle droghe in idoneo solvente. Si procederà poi al filtraggio e all'uso.

Questi semplici processi estrattivi oltre a essere i più conosciuti, sono quelli più usati nella prassi popolare per ottenere gli estratti di droghe officinali.

Conservazione

Una droga vegetale non è sempre reperibile, ma le malattie possono insorgere in ogni momento; perciò la conservazione delle droghe si presenta come una necessità basilare.

Essiccazione

La conservabilità è stata spesso risolta con l'essiccamento: metodo comodo, ma non facile, anche se può sembrare il contrario; con l'essiccazione si deve ottenere una droga perfettamente friabile, disidratata. Se la pianta è molto ricca in acqua il tempo di essiccamento svolge un ruolo fondamentale. Essiccare *al sole* allunga i tempi, essiccare *al forno*, può causare un deturpamento del semplice; nel frattempo iniziano i processi ossidativi, di trasformazione organica.
Se ciò non bastasse occorre tener presente che, se una pianta presenta geneticamente sempre gli stessi componenti, non è detto che siano presenti sempre le stesse quantità di essi. Ne deriva che usare la posologia prevista in una ricetta erboristica

con semplici provenienti da raccolte in siti differenti può portare a beneficio o a nullità della cura.

Estrazione

La conservabilità, la titolazione, la purezza, l'omogeneità hanno spinto alla ricerca di metodi estrattivi più sofisticati che soddisfino tali necessità.

Alcuni prodotti possono essere ottenuti dai succhi delle piante fresche: succhi ottenuti tramite torchiatura o più facilmente, centrifugazione.
Dalla concentrazione di essi si ottengono gli estratti che, in funzione della stessa, possono essere denominati *molli* o *secchi*. La concentrazione, oltre alla tecnica del congelamento, si ottiene più facilmente con l'evaporazione a fuoco lento, dell'acqua presente.
Gli **estratti molli** hanno una consistenza mellea e contengono ancora acqua; gli **estratti secchi** sono totalmente privi di acqua o ne contengono pochissima. Sono pertanto igroscopici. Fra essi, i più noti, sono le cannule di liquirizia e l'aloè.
L'**estratto fluido**, rispetto ai due citati, gode della particolare proprietà di un preciso rapporto ponderale con la droga fresca: 1 g di estratto corrisponde a 1 g di droga. Non essendo questi estratti deperibili in breve tempo, fanno salva la conservabilità e ancora la purezza, la dosabilità, la titolazione. Essi sono divenuti pertanto il mezzo più idoneo per avere a disposizione tutte le droghe vegetali, in poco spazio e durante tutto l'anno. Per questa ragione quasi tutte le preparazioni galeniche fanno riferimento a essi come prodotto di base. Il processo di ottenimento è lungo e complicato, di esclusiva spettanza farmaceutica. Sono però facilmente reperibili e usabili al pari di qualunque altro preparato fitoterapico.

Tintura

Se l'estratto deve essere conservabile, ma non contenere che sostanze alcol-solubili, si può ricorrere all'uso di **tinture**. Esse sono macerazioni di droghe officinali in alcol solitamente a 60°. La modificazione del solvente specializza l'estrazione delle sostanze solubili in esso. Si possono così avere tinture diverse in funzione delle specifiche necessità.

Oleolito

È l'estratto delle piante medicinali in veicolo oleoso. Si ottiene per bollitura in olio delle droghe o, più efficacemente, dissolvendo gli estratti fluidi oleosi in olio. Sono molto usati sia internamente, sia esternamente quando servono per massaggi ad azione lenitiva su zone doloranti.

Enolito

È ottenuto dalla macerazione, nel mosto in fermentazione, dei semplici. Il calore prodotto e l'alcol formato, creano un metodo semplicissimo per ottenere il prodotto finale che godrà delle proprietà curative dei semplici macerati. Una volta molto usati, oggi quasi dimenticati, potrebbero trovare nuova vitalità per la facilità di preparazione a livello domestico, specialmente nelle campagne. Sono ottenibili più facilmente miscelando al vino gli estratti fluidi.

Essenze

Gli **oli essenziali o essenze**, si ottengono dalla distillazione in corrente di vapore o in depressione, di piante ricche in ghiandole oleifere. Sono solitamente profumati e come tali usati in profumeria e cosmetica fine. Attualmente è in auge il loro uso medicinale dopo la constatazione di una indiscussa attività antibiotica naturale. Perché siano efficaci, occorre che siano assolutamente puri. Le sofisticazioni sono molteplici e non facili da determinare. Occorre, qualora si usino per via interna, reperire oli certificati della loro origine e purezza.

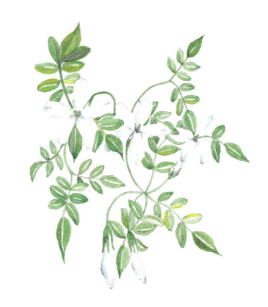

Legenda

I **quantitativi** si riferiscono, ove non espressamente indicato, a droghe essiccate.

Le **preparazioni** devono essere approntate subito e usate possibilmente entro la giornata. Un tempo eccessivo fra la preparazione e l'uso favorirà l'insorgere di modificazioni negative ai fini curativi.

Le **piante officinali, gli estratti, le tinture, gli enoliti, gli oleoliti,** sono reperibili presso le farmacie dotate del settore erboristico e presso i centri di naturopatia, oggi presenti in tutte le grandi città e presso molte erboristerie.

Avvertenza: gli oleoliti di giusquiamo, morella, stramonio, sono velenosi se ingeriti. Tenerli lontano dai bambini. Dopo l'uso lavarsi bene le mani.

Piccolo glossario

 Acqua distillata: l'acqua distillata di un semplice è il prodotto secondario della distillazione dello stesso. Possono essere ottenute anche per dissolvenza di poche parti di olio essenziale in acqua.

 Altri preparati: tutte le preparazioni non etichettabili con i simboli dei preparati più usati.

A.L.: *ad libitum* (a piacere).

Ana parti: parti uguali.

 Conserva: sinonimo di elettuario, ovvero di una confezione ottenuta da frutti carnosi fatti cuocere con zucchero fino a consistenza.

 Decotto: processo estrattivo basato sulla bollitura in opportuno solvente, per il tempo previsto, della quantità di droghe descritte nella ricetta.

Droga: pianta medicinale; semplice.

 E.F.: estratto fluido. Prodotto ottenuto attraverso trasformazione dei semplici. Esso gode del rapporto costante col semplice impiegato ovvero 1 g di estratto corrisponde a 1 g di droga fresca. Ciò rende possibile lo scambio, nelle ricettazioni, di estratti al posto delle droghe.

Eleuttario: conserva.

 Enolito: prodotto il cui solvente è il vino. Può essere ottenuto per macerazione di droghe nel mosto in ebollizione o per aggiunta di estratto fluido al vino.

Essenza: olio essenziale.

 Farina: l'azione molitoria svolta su particolari semi fornisce il prodotto farinoso degli stessi. Queste farine, salvo casi particolari, vengono usate solo in applicazioni esterne.

 Infuso: processo estrattivo basato sulla macerazione in solvente caldo, portato alla temperatura prevista, per il tempo richiesto nella ricettazione.

 Macerato: il più semplice processo estrattivo. I semplici vengono fatti macerare per il tempo previsto, nel solvente richiesto, lasciato alla temperatura dell'ambiente.

 O.E.: olio essenziale o essenza. Prodotto primo della distillazione. Come prodotto secondario si ottiene l'acqua distillata.

 Oleolito: estratto oleoso delle droghe.

 Olio: derivato vegetale grasso, ottenuto dalla spremitura a freddo o a caldo di frutti e semi di alcune piante (olivo, mandorlo, noce, girasole ecc.).

Officinale: sinonimo di medicinale. Deriva da officina, luogo dell'antica spezieria dove venivano preparate le piante per l'uso.

Erbe e salute

 Pasta: si intende con questo termine un composto avente consistenza semidensa, ottenuto tramite macerazione o decozione e successiva triturazione di piante officinali fresche. Si usa nei cataplasmi.

 Polvere: la triturazione fine della droga essiccata dà origine alla polvere che viene specificata dal nome della stessa. Si usa com'è o in composti particolari.

Q.B.: quanto basta.

 Sciroppo: preparazione gradevole e correttiva di droghe non appetibili. Può essere preparato con infusione o decozione delle droghe, filtraggio e aggiunta di zucchero secondo precisi rapporti ponderali, oppure disciogliendo una precisa quantità di estratto fluido dei vari semplici in sciroppo semplice che è una soluzione di acqua e zucchero.

 Semplice: pianta medicinale; droga.

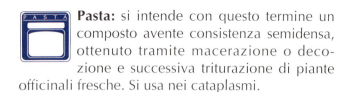 **Succo:** la spremitura tramite torchio o, più efficacemente, tramite centrifugazione, delle piante officinali fresche fornisce il succo acquoso delle stesse.

 Suffumigi: metodo inalatorio popolare consistente nella respirazione dei vapori, ricchi in oli volatili, ottenuti con l'immersione delle droghe specifiche in acqua bollente. Solitamente il capo e il recipiente sono ricoperti con un panno per non favorire la dispersione ambientale dei vapori.

 Tintura: prodotto ottenuto dalla macerazione in solventi diversi dall'acqua (solitamente si intende macerazione alcolica. Negli altri casi si specifica il solvente).

Topico: applicazione superficiale.

Corrispondenza ponderale

1 cucchiaino di droghe ≈	3 g
1 cucchiaio da tavola di droghe ≈	5 g
1 cucchiaio da tavola di sciroppo ≈	20 g
1 bicchierino da liquore di enolito ≈	20 g
1 bicchiere di infuso o decotto ≈	100 g
1 tazzina di infuso o decotto ≈	80 g

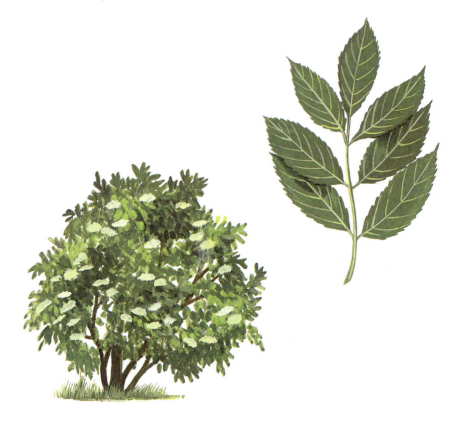
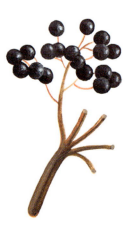

Ricettario Fitoterapico

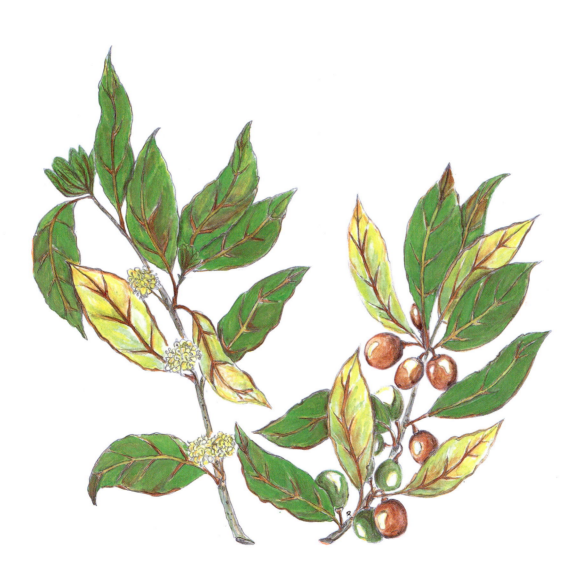

Erbe e salute

Abrasione

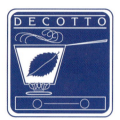

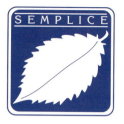

Rovo, g 20 • **Castagno** foglie, g 10 • **Piantaggine,** g 30.
Bollire in 250 cc di acqua, a fuoco basso, 3 cucchiaini di miscela, per 3 minuti dal momento dell'ebollizione. Filtrare a freddo e usare con faldelle sulla zona abrasa.

Nocciolo foglie, g 10 • **Rosa** foglie, g 10 • **Ortica** foglie, g 20.
Bollire in 250 cc di acqua 4 cucchiaini di erbe, per 3 minuti. Filtrare a freddo. Usare sulla zona colpita, umettandola spesso.

Lampone foglie, g 20 • **Rovo** foglie, g 20.
2 cucchiaini di erbe in 100 cc di acqua. Bollitura 2 minuti. Filtraggio a freddo. Umettare sovente la parte.

Quercia corteccia, g 20 • **Piantaggine** foglie, g 20 • **Alloro** foglie, g 10.
3 cucchiaini di miscela in 200 cc di acqua. Bollitura 3 minuti. Filtraggio a freddo. Umettare la parte.

Achillea, a.l.
Contundere la pianta fresca e sovrapporla all'abrasione. Rinnovare spesso.

Piantaggine, a.l.
Contundere la pianta e sovrapporla mantenendola in loco.

Milzadella, a.l.
Schiacciare la pianta fresca e sovrapporla all'abrasione.

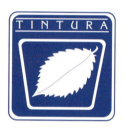

Ippocastano, a.l.
Umettare la parte colpita.

Alloro, a.l.
Falde di garza intrisa sulla parte.

Milzadella, a.l.
Usare sulla parte abrasa.

Arnica, a.l.
Faldelle intrise sulla zona.

Iperico, a.l.
Umettare la zona colpita.

Rovo, a.l.
Usare sulla abrasione con garze umettate.

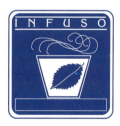

Rosmarino foglie, g 20 • **Salvia** foglie, g 20.
3 cucchiaini di miscela in 200 cc di acqua bollente. Filtraggio dopo 20 minuti. Usare tiepida sulla zona, con panni imbevuti. Rinnovare spesso.

Acidità di stomaco

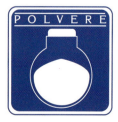

Aloè, a.l.
Aspergere la parte.

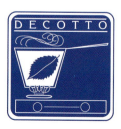

Piantaggine, g 10 • **Rovo** foglie, g 20 • **Enula,** g 10.

Bollire in 200 cc di acqua, per 2 minuti dall'ebollizione, 2 cucchiaini di miscela. Filtrare a freddo. Bere 1 tazzina di preparato dopo ogni pasto.

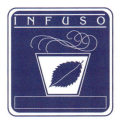

***Calamo aromatico**, g 10 • **Malva**, g 30 • **Altea** radice, g 30.*
3 cucchiaini di miscela in 200 cc di acqua bollente. Filtraggio dopo 20 minuti. 3-4 tazzine al giorno, lontano dai pasti.

***Melissa**, g 20 • **Centaurea minore**, g 10 • **Lavatera** radice, g 20.*
4 cucchiaini di miscela in 250 cc di acqua a 50 °C Filtrare dopo 1 ora. Bere 4 tazzine di preparato durante la giornata.

***Ginepro** bacche, g 10 • **Coriandolo** semi, g 10 • **Finocchio** semi, g 10.*
2 cucchiaini di miscela in 200 cc di acqua a 30 °C. Filtrare dopo 10 minuti. Bere, eventualmente mielata, 1 tazzina dopo ogni pasto.

***Timo**, g 10 • **Angelica**, g 20 • **Menta**, g 20 • **Arancio** foglie, g 20 • **Issopo**, g 10.*
Usare 4 cucchiaini di miscela in acqua bollente per 20 minuti. Bere durante il giorno 4-5 tazzine di preparato.

***Valeriana** radice, g 5 • **Finocchio** semi, g 20 • **Camomilla**, g 30 • **Calamo aromatico**, g 20.*
2 cucchiaini di miscela in 200 cc di acqua bollente. Filtrare a raffreddamento. Bere ogni giorno 4 tazzine di preparato.

***Cardo santo**, g 10 • **Romice bastardo**, g 10 • **Rosmarino**, g 5 • **Salvia**, g 5 • **Ortica**, g 5.*
2 cucchiaini di erbe in 200 cc di acqua bollente per 20 minuti. Filtrare a freddo. Bere durante la giornata 3 tazzine della preparazione.

***Assenzio**, g 5 • **Cumino** semi, g 10 • **Liquirizia** contusa, g 10 • **Carota** semi, g 10.*
2 cucchiaini di miscela in 200 cc di acqua a 50 °C. Filtrare dopo 1 ora. Bere durante la giornata tutto il preparato sorseggiando dopo ogni pasto. Si può mielare.

***Camomilla**, g 20 • **Sedano** radice, g 20 • **Artemisia**, g 5 • **Valeriana**, g 5.*
1 cucchiaino di erbe per 200 cc di acqua bollente. Filtrare a freddo. Bere 1 preparazione dopo ogni pasto.

***Enula**, g 10 • **Arancio** fiori, g 5 • **Angelica**, g 20 • **Fico** foglie, g 20 • **Alloro** foglie, g 10.*

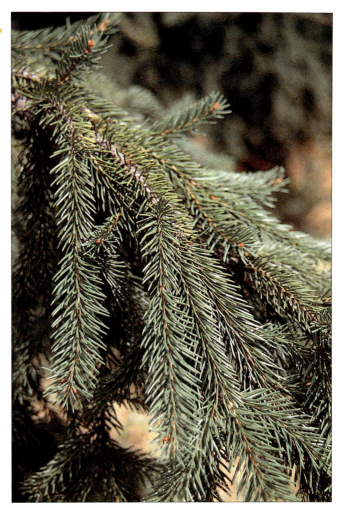

Abete (Abies excelsa).

Achillea (Achillea millefolium).

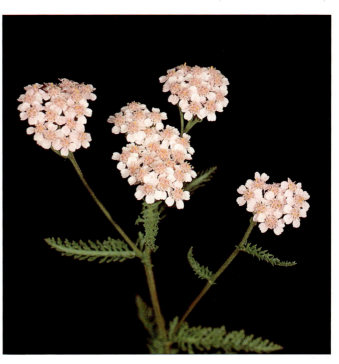

Erbe e salute

3 cucchiaini di miscela in 250 cc di acqua bollente e raffreddare. Filtrare e bere, durante il dì, 3 tazzine.

Carciofo foglie, g 5 • **Centaurea minore,** g 10 • **Cardo santo,** g 5 • **Ginepro,** g 10 • **Menta,** g 10 • **Ruta,** g 5.
1 cucchiaino di erbe in 150 cc di acqua bollente. Filtrare dopo 15 minuti. Bere tutto il preparato dopo ogni pasto. Non zuccherare.

Trifoglio fibrino, g 20 • **Issopo,** g 10 • **Menta,** g 10 • **Salice** corteccia, g 20 • **Coriandolo** semi, g 10 • **Camomilla,** g 10 • **Serpillo,** g 5.
3 cucchiaini di erbe in 200 cc di acqua a 40 °C, per 20 minuti. Filtrare e bere 3 tazzine di preparato durante il dì

Tiglio fiori, g 20 • **Arancio** fiori, g 20 • **Melissa** foglie, g 20 • **Calaminta,** g 5.
2 cucchiaini di erbe in 100 cc di acqua bollente. Filtrare dopo 15 minuti. Bere tutto il preparato dopo ogni pasto. Si può mielare.

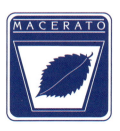

Rabarbaro, g 20 • **Artemisia,** g 5 • **China,** g 5.
1 cucchiaino di miscela, a freddo, in 250 cc di acqua a temperatura ambiente, per 2 ore. Filtrare e bere tutto il preparato, in 2 volte, durante la giornata. Non zuccherare.

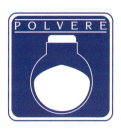

<u>Mischiare le seguenti polveri:</u> **Altea,** g 10 • **Fico** foglie, g 20 • **Polmonaria,** g 10 • **Primola,** g 10.
1/4 di cucchiaino in cialda a ogni sintomo di acidità.

<u>Mischiare le seguenti polveri:</u> **Pioppo** carbone, g 20 • **Faggio** carbone, g 20 • **Fico** carbone, g 20 • **Assenzio,** g 5 • **Alloro,** g 10 • **Achillea,** g 10.
1/4 di cucchiaino in cialda a ogni sintomo di acidità.

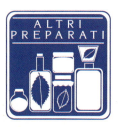

Faggio carbone, g 2.
Sospendere il carbone in poco latte e bere a ogni sintomo di acidità.

Acne giovanile

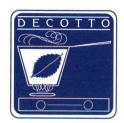

Carciofo, g 5 • **Cardo santo,** g 5 • **Valeriana,** g 5 • **Gramigna,** g 20 • **Dulcamara,** g 10.
Macerare per tutta una notte, in 1 l d'acqua fredda, 2 cucchiai da tavola di erbe. Al mattino seguente portare a ebollizione. Lasciare raffreddare e colare. Bere durante la giornata 4 bicchieri di preparato, distanziati fra loro.

Tarassaco radice, g 20 • **Cicoria** radice, g 20 • **Romice crespo** radice, g 10 • **Menta,** g 10 • **Piantaggine** foglie, g 10.
Bollire in 250 cc di acqua per 1 minuto dall'ebollizione, 2 cucchiaini di miscela. Filtrare dopo 20 minuti. Bere 3 preparati al dì.

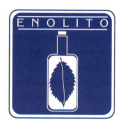

Rosmarino, A.L.
2 bicchierini da liquore al dì.

Sambuco, A.L.
2 bicchierini da liquore al dì.

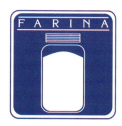

Fieno greco farina, A.L.
Preparare con una certa quantità di farina e acqua una maschera da usare nella zona colpita dall'acne. Togliere dopo 1 ora.

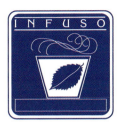

Fumaria, g 10 • *Bardana* radice, g 20 • *Gramigna* rizoma, g 20.
3 cucchiaini di erbe in 200 cc di acqua bollente. Lasciare raffreddare e macerare per 2 ore. Filtrare e bere 3 preparati al dì.

Ana parti di: *Noce* foglie • *Olmo* foglie.
2 cucchiaini di miscela in 100 cc di acqua bollente. Filtrare a freddo. Bere durante la giornata 2 preparati.

Fieno greco semi, A.L.
1 cucchiaino di semi in 200 cc di acqua bollente. Filtrare a freddo e bere 2 preparati al dì.

Achillea, g 10 • *Sambuco* foglie, g 5 • *Fumaria,* g 20 • *Finocchio* semi, g 10 • *Cardo santo,* g 5.
3 cucchiaini di erbe in 250 cc di acqua a 50 °C. Filtrare dopo 15 minuti. Bere 3 tazzine durante il dì.

Saponaria, g 10 • *Noce* foglie, g 10 • *Verga d'oro,* g 20 • *Camomilla,* g 20 • *Rosmarino,* g 10.
1 cucchiaino di erbe in 100 cc di acqua bollente. Raffreddamento e colagione. Bere 2 preparati al dì.

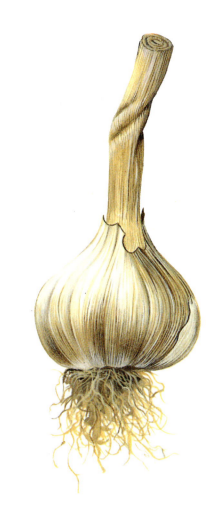

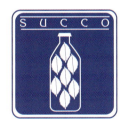

Miscelare — ana parti — i succhi di: *Ortica* • *Borragine* • *Bardana*.
4-5 cucchiai da tavola durante la giornata.

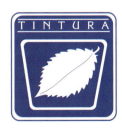

Miscelare — ana parti — le tinture di: *Bardana* • *Dulcamara* • *Noce* • *Canapa acquatica*.
20 gocce in poca acqua, 3 volte al dì.

Aglio (Allium sativum).
Agrimonia (Agrimonia eupatoria).

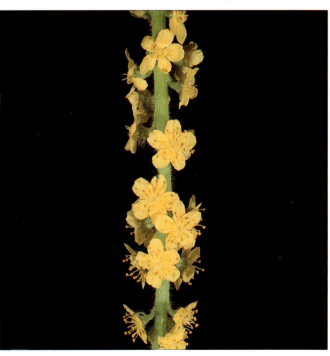

Erbe e salute

<u>Miscelare, con sciroppo semplice q.b., le tinture, ana parti, di:</u> **Frangola • Garofano • Rosmarino • Ginepro**.
4 cucchiai da tavola durante la giornata, lontano dai pasti.

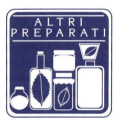

<u>Ana parti:</u> **Nocciolo** foglie • **Borragine** • **Noce** foglie • **Olmo** foglie.
3 cucchiaini di erbe in 200 cc di acqua bollente. Filtrare dopo 20 minuti. Miscelare questo infuso con argilla verde ventilata e usarla in maschera sulla zona acneica.

Aerofagia

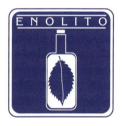

Calaminta, A.L.
4-5 bicchierini da liquore al giorno.

<u>Miscelare — ana parti — gli enoliti di:</u> **Rosmarino • Timo**.
3 bicchierini da liquore al dì.

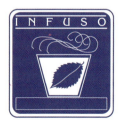

Finocchio semi, g 10 • **Coriandolo** semi, g 5.
1 cucchiaini di semi in 100 cc di acqua bollente. Riposo 15 minuti. Filtrare e bere dopo ogni pasto.

Rosmarino, g 5 • **Trifoglio fibrino**, g 10 • **Calamo aromatico**, g 5 • **Arancio** scorza, g 10 • **Tiglio** foglie, g 10.
2 cucchiai da tavola di erbe in 500 cc di acqua bollente. Lasciare riposare 2 ore e filtrare. Bere durante la giornata 4-5 tazzine di preparato.

<u>Ana parti di:</u> **Cumino** semi • **Anice** semi • **Finocchio** semi.
1 cucchiaino di semi in 100 cc di acqua bollente. Filtrare dopo 15 minuti. Bere dopo ogni pasto.

Fieno greco semi, g 20 • **Menta**, g 10 • **Timo**, g 5 • **Sedano** semi, g 10 • **Melissa**, g 10 • **Valeriana**, g 5.
3 cucchiaini di miscela in 200 cc d'acqua a 50 °C. Riposo 15 minuti. Filtrare e bere 3 tazzine di preparato al dì.

Tiglio fiori, g 20 • **Salice** foglie, g 10 • **Luppolo** coni, g 10.
2 cucchiaini di miscela in 200 cc d'acqua a 40 °C. Filtrare a raffreddamento. Bere 3 preparati al dì.

Origano, g 5 • **Calaminta**, g 5 • **Santoreggia**, g 5 • **Sedano** semi, g 10.
2 cucchiaini di miscela in 100 cc d'acqua bollente. Filtrare dopo 20 minuti. Bere 3 preparati al giorno.

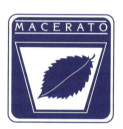

Passiflora, g 10 • **Valeriana**, g 5 • **Cardo santo**, g 5.
1 cucchiaino di miscela in 100 cc di acqua a freddo per tutta la notte. Filtrare al mattino. Bere a digiuno.

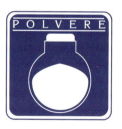

<u>Mischiare — ana parti — le polveri di:</u> **Prezzemolo** semi • **Cumino** semi • **Coriandolo** semi • **Angelica** semi.
1/2 cucchiaino di miscela in cialda, dopo ogni pasto.

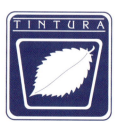

<u>Miscelare — ana parti — le tinture di:</u> **Assenzio • Cardo santo • Poligala**.
20 gocce di miscela in poca acqua, 3-4 volte al dì.

<u>Miscelare — ana parti — le tinture di:</u> **Angelica • Timo**.
10 gocce in acqua 3-4 volte al dì.

Afonia

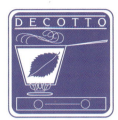

<u>Ana parti di:</u> **Rosmarino • Salvia • Cipolla.**
Bollire una quantità a piacere di droghe in bastevole latte per circa 15 minuti. Filtrare e bere ancor caldo.

<u>Ana parti di:</u> **Prezzemolo • Sedano • Rosmarino.**
Bollire una quantità a piacere di droghe in bastevole latte per 15 minuti. Filtrare e mielare. Bere tiepido 2 volte al dì nella quantità di 2 piccole tazzine.

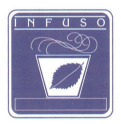

Agrimonia, g 10 • **Erisimo,** g 20.
2 cucchiaini in 100 cc di acqua bollente. Filtrare dopo 20 minuti. Bere ogni giorno 3 preparati mielati.

Alliaria, g 5 • **Capelvenere,** g 10 • **Issopo,** g 20 • **Altea,** g 20.
3 cucchiai da tavola di miscela in 500 cc di acqua bollente. Filtrare dopo 2 ore. Bere durante la giornata 4-5 tazzine di preparato.

Viola mammola, g 20 • **Pratolina,** g 10 • **Primola,** g 10 • **Agrimonia,** g 20.
3 cucchiaini di erbe in 300 cc di acqua bollente. Riposo 10 minuti. Filtraggio. Bere 4 tazzine di preparato al dì, mielate.

Ginepro, g 10 • **Altea,** g 20 • **Polmonaria,** g 10 • **Pino** aghi, g 10 • **Eucalipto,** g 20.
2 cucchiaini di erbe in 100 cc di acqua bollente. Filtrare dopo 1 ora. Bere 3 preparati al giorno.

Eucalipto foglie, g 10 • **Mugo** strobili contusi, g 50 • **Abete** aghi, g 20 • **Ginepro** foglie, g 20.
Bollire in 1 l d'acqua, per 2 minuti, 3 cucchiai da tavola di miscela. Lasciare riposare 3 ore. Filtrare e bere, durante la giornata, 4 tazzine di preparato.

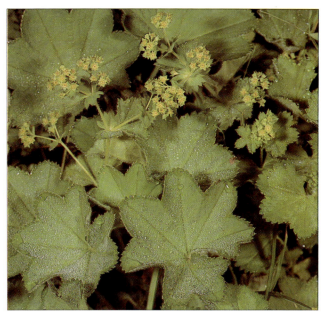

Alchemilla (Alchemilla vulgaris).

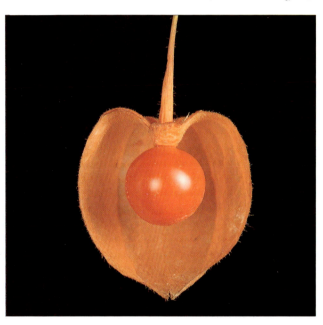

Alkekengi (Physalis alkekengi).
Alliaria (Alliaria officinalis).

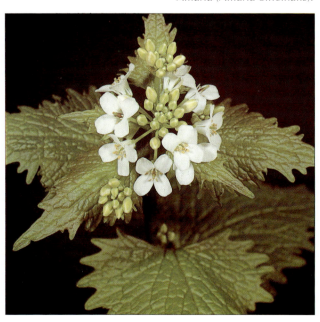

Erbe e salute

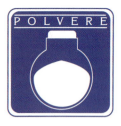

Altea, A.L.
Miscelare con miele di castagno. Più cucchiaini durante il giorno.

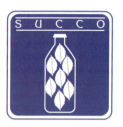

Rapa bianca, A.L.
Miscelare con miele e sorbire più cucchiai di composto durante il giorno.

Afta

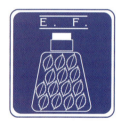

Miscelare — ana parti — gli E. F. di: **Cinquefoglio • Cipresso • Corniolo.**
Usare il liquido per pennellature.

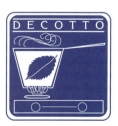

Quercia corteccia, A.L.
Bollire in 300 cc d'acqua 1 cucchiaio da tavola di corteccia, per 15 minuti a fuoco lento. Filtrare a raffreddamento. Effettuare sciacqui e gargarismi.

Rosa foglie, g 20 • **Faggio** foglie, g 30 • **Salice** foglie, g 20.
Bollire 3 cucchiaini di miscela in 300 cc di acqua per 5 minuti. Filtrare dopo 45 minuti. Effettuare sciacqui.

Nocciolo foglie, g 20 • **Ippocastano** foglie, g 40 • **Anserina,** g 30 • **Olmo,** g 20 • **Bistorta** radice, g 30.
Bollire in 500 cc di acqua per 10 minuti a fuoco lento, 4 cucchiaini di miscela. Filtrare a freddo. Effettuare sciacqui.

Cotogno foglie, g 15 • **Prugnolo** foglie, g 30.
Bollire 3 cucchiaini di miscela in 200 cc d'acqua per 5 minuti. Filtrare a freddo. Usare per sciacqui.

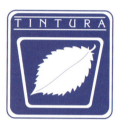

Miscelare — ana parti — le tinture di: **Cipresso • Melograno • Quercia.**
30 gocce in 1 bicchiere d'acqua. Gargarismi.

Miscelare — ana parti — le tinture di: **Pelosella • Poligala • Centinodio.**
40 gocce in 1 bicchiere d'acqua. Effettuare sciacqui.

Miscelare — ana parti — le tinture di: **Piantaggine • Quercia** foglie **• Rovo** foglie.
30 gocce in 1 bicchiere d'acqua. Sciacqui.

Miscelare — ana parti — le tinture di: **Prugnolo** foglie **• Arnica • Tomentilla.**
30 gocce in 1 bicchiere d'acqua. Sciacqui.

Agalattia

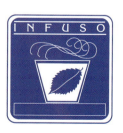

Luppolo coni, g 10 • **Artemisia,** g 2 • **Matricaria,** g 5.
3 cucchiaini in 200 cc d'acqua bollente. Riposo 30 minuti. Filtrare e bere lentamente 3 preparati al dì.

Galega, g 10 • *Coriandolo* semi, g 10 • *Cumino*, g 5.
3 cucchiaini in 200 cc d'acqua bollente. Riposo 30 minuti. Filtrare e bere lentamente 3 preparati al dì.

Coriandolo semi, g 15 • *Anice*, g 5 • *Ortica* semi, g 10.
3 cucchiaini in 200 cc d'acqua bollente. Riposo 30 minuti. Filtrare e bere lentamente 3 preparati al dì.

Carota semi, g 10 • *Sedano* semi, g 10 • *Galega*, g 20 • *Cumino* semi, g 10.
3 cucchiaini in 200 cc d'acqua bollente. Riposo 30 minuti. Filtrare e bere lentamente 3 preparati al dì.

Sambuco fiori, g 10 • *Coriandolo* semi, g 10 • *Ortica* semi, g 15.
3 cucchiaini in 200 cc d'acqua bollente. Riposo 30 minuti. Filtrare e bere lentamente 3 preparati al dì.

Centaurea minore, g 5 • *Luppolo*, g 15 • *Galega*, g 10 • *Coriandolo* semi, g 10.
3 cucchiaini in 250 cc d'acqua bollente. Riposo 40 minuti. Filtrare e bere lentamente 3 preparati al dì.

Tiglio fiori, g 20 • *Galega*, g 10 • *Salvia*, g 10 • *Anice* semi, g 15.
3 cucchiaini in 250 cc d'acqua bollente. Riposo 40 minuti. Filtrare e bere lentamente 3 preparati al dì.

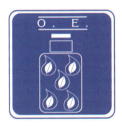

Miscelare — ana parti — gli O. E. di: **Coriandolo** • **Anice** • **Cumino** • **Sedano**.
3 gocce in acqua o su zolletta di zucchero 3 volte al giorno.

Alitosi

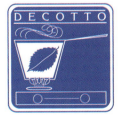

Enula, g 15 • *Cicoria*, g 25 • *Tarassaco*, g 20.
2 cucchiaini di erbe in 250 cc d'acqua. Portare solo a ebollizione. Lasciare raffreddare. Bere 2 preparati al dì.

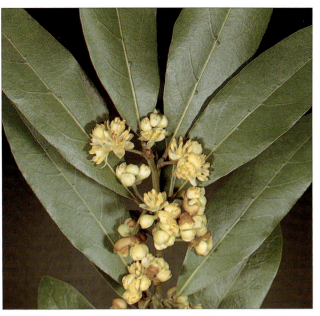

Alloro (Laurus nobilis).

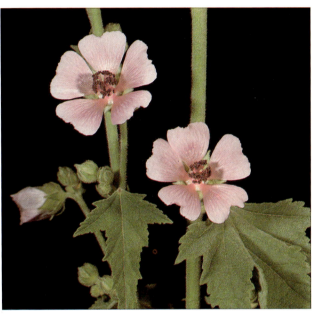

Altea (Althaea officinalis).
Ambrosia (Chenopodium ambrosioides).

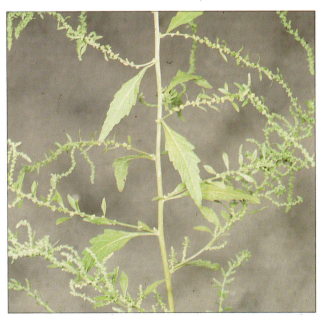

Erbe e salute

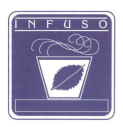

Timo, g 10 • **Calaminta**, g 25 • **Salvia**, g 20.
2 cucchiaini di miscela in 100 cc di acqua a 40 °C. Filtrare dopo 10 minuti. Bere più volte al dì.

Calamo aromatico, g 5 • **Camomilla**, g 5 • **Rosmarino**, g 10 • **Salvia**, g 10.
2 cucchiaini di erbe in 100 cc di acqua a 40 °C. Filtrare dopo 10 minuti. Bere 3 preparati al dì.

Alloro, g 10 • **Cumino** semi, g 10 • **Coriandolo** semi, g 10 • **Ginepro** bacche, g 20 • **Menta**, g 20 • **Limone** foglie, g 30.
3 cucchiaini per 250 cc d'acqua bollente. Riposo 25 minuti. Filtrare. Bere lentamente 3 preparati al giorno.

Finocchio semi, g 25 • **Coriandolo** semi, g 20 • **Carota** semi, g 20 • **Anice** semi, g 30.
4 cucchiaini di miscela in 200 cc d'acqua bollente. Filtrare a raffreddamento. Bere 4 tazzine di preparato al giorno.

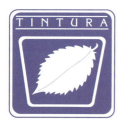

Menta, A.L.
Usare qualche goccia direttamente in bocca.

Garofano, A.L.
Usare qualche goccia direttamente in bocca.

Galanga, A.L.
Usare qualche goccia direttamente in bocca.

Rosmarino, A.L.
Usare qualche goccia direttamente in bocca.

Eucalipto, A.L.
Usare qualche goccia direttamente in bocca.

Pelargonio, A.L.
Usare qualche goccia direttamente in bocca.

Cannella, A.L.
Usare qualche goccia direttamente in bocca.

Balsamite, A.L.
Usare qualche goccia direttamente in bocca.

Melissa, A.L.
Usare qualche goccia direttamente in bocca.

Cariofillata, A.L.
Usare qualche goccia direttamente in bocca.

Allergia da polline

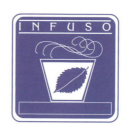

Centaurea minore, g 10 • **Enula**, g 15 • **Eufrasia**, g 5.
3 cucchiaini di miscela per 200 cc d'acqua bollente. Filtrare dopo 15 minuti. Bere 2 preparati al giorno.

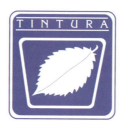

Cardo mariano, A.L.
10 gocce 3 volte al dì in poca acqua.

Ribes, A.L.
50 gocce al mattino.

Luffa, A.L.
10 gocce 2 volte al giorno in acqua.

Parietaria, A.L.
10 gocce 2 volte al giorno in acqua.

Alopecia

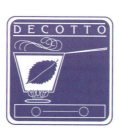

Noce foglie, g 30 • **Tomentilla**, g 20 • **Quercia** corteccia, g 20 • **Prugnolo** foglie, g 10.
Bollire 3 cucchiai di miscela in 1/2 l d'acqua per 30 minuti a fuoco lento. Usare la decozione concentrata in frizioni.

Bardana, *g 25* • ***Cappuccina,*** *g 30* • ***Bosso,*** *g 10* • ***Sambuco*** *corteccia, g 15* • ***Noce*** *foglie, g 10.*
Far bollire a fuoco lento per 25 minuti, in 3/4 di l d'acqua, 3 cucchiai di miscela. Filtrare e usare in frizioni locali.

Bardana, *g 10* • ***Noce*** *foglie, g 20* • ***Cipolla,*** *g 20.*
Far bollire 50 g di miscela in 1 l d'acqua per 10 minuti. Filtrare e aggiungere 1/2 l di alcol a 60°. Usare in frizioni.

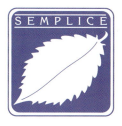

Olmo *linfa, A.L.*
Usare in frizioni.

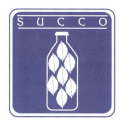

Ortica, *A.L.*
Usare in frizioni.

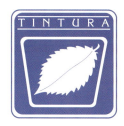

Miscelare — ana parti — le tinture di: **Alloro** • **Garofano** • **Salvia.**
Usare in frizioni.

Mirride, *A.L.*
Usare in frizioni.

Miscelare — ana parti — le tinture di: **Timo** • **Alloro** • **Equiseto.**
1 parte di miscela sarà disciolta in 2 parti d'acqua. Usare in frizioni.

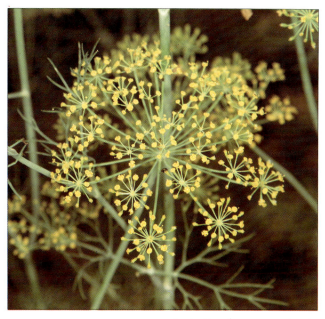

Aneto (Anethum graveolens).

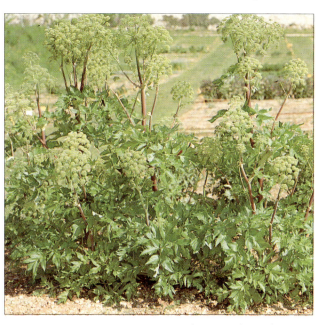

Angelica (Angelica sylvestris).
Anice (Pimpinella anisum).

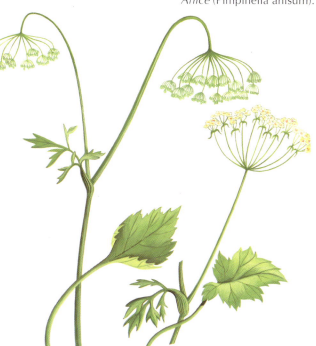

ALOPECIA ❖ 21

Amenorrea

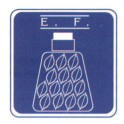

Miscelare — ana parti — gli E. F. di: **Ortica • Prezzemolo • Dulcamara • Timo**.
1 cucchiaino diluito in 150 cc di acqua. 2 preparati al dì.

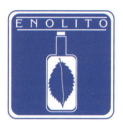

Matricaria, A.L.
2 bicchierini al dì.

Salvia, A.L.
2 bicchierini al dì.

Artemisia, A.L.
2 bicchierini al dì.

Rosmarino, A.L.
2 bicchierini al dì.

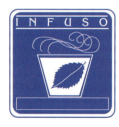

Matricaria, g 10 • **Assenzio**, g 2 • **Artemisia**, g 2 • **Luppolo**, g 10.
5 cucchiaini di erbe in 500 cc di acqua bollente. Filtrare dopo 1 ora. Bere nella giornata 2 tazzine di preparato per 10 giorni vicino alle presunte mestruazioni.

Ortica semi, g 20 • **Marrubio**, g 5 • **Centaurea minore**, g 5 • **Galega**, g 15.
5 cucchiaini di erbe in 500 cc di acqua bollente. Filtrare dopo 1 ora. Bere nella giornata 2 tazzine di preparato.

Borsa del pastore, g 5 • **Salvia**, g 15 • **Liquirizia**, g 10 • **Artemisia**, g 5.
3 cucchiaini di miscela per 200 cc d'acqua bollente. Filtrare dopo 15 minuti. Bere 2 preparati al giorno.

Melissa, g 10 • **Salvia**, g 10 • **Luppolo**, g 15 • **Origano**, g 10.
3 cucchiaini di miscela per 200 cc d'acqua bollente. Filtrare dopo 15 minuti. Bere 2 preparati al giorno.

Ginepro bacche, g 30 • **Achillea**, g 10 • **Cardo santo**, g 5 • **Farfara**, g 10.
2 cucchiaini di miscela per 150 cc d'acqua bollente. Filtrare dopo 30 minuti. Bere 2 preparati al giorno.

Farfara, g 10 • **Artemisia**, g 5 • **Camomilla**, g 10 • **Centaurea minore**, g 5 • **Maggiorana**, g 5.
5 cucchiaini di erbe in 500 cc di acqua bollente. Filtrare dopo 1 ora. Bere nella giornata 2 tazzine di preparato.

Marrubio, g 10 • **Timo**, g 55 • **Camomilla**, g 15 • **Borsa del pastore**, g 5.
2 cucchiaini di miscela per 150 cc d'acqua bollente. Filtrare dopo 30 minuti. Bere 2 preparati al giorno.

Cardo mariano, g 5 • **Galega**, g 15 • **Centaurea minore**, g 5 • **Aneto** semi, g 20.
2 cucchiaini di miscela per 200 cc d'acqua bollente. Filtrare dopo 45 minuti. Bere 2 preparati al dì.

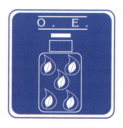

Miscelare — ana parti — gli O. E. di: **Finocchio • Coriandolo • Anice**.
2 gocce su zolletta di zucchero 3 volte al dì per i 5 giorni antecedenti le presunte mestruazioni.

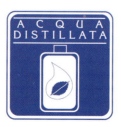

Miscelare gli sciroppi di: **Assenzio**, 1/2 parte • **Camomilla**, 2 parti • **Menta**, 1 parte.
2 cucchiai al dì.

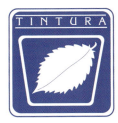

<u>Miscelare — ana parti — le tinture di:</u> **Assenzio • Artemisia • Matricaria • Balsamite • Anice.**
5 gocce in acqua 4 volte al giorno durante i 10 giorni antecedenti la presunte mestruazioni.

Anemia

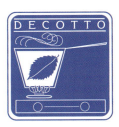

Fieno greco semi, g 10 • **Tarassaco** radice, g 10 • **Ioseride** radice, g 5 • **Enula** radice, g 15 • **Cicoria** radice, g 10.
Bollire in 500 cc di acqua per 3 minuti, 3 cucchiai di miscela. Filtrare a raffreddamento. Bere ogni giorno 3 tazzine di decotto.

Noce foglie, g 15 • **Romice crespo** radice, g 10 • **Borsa del pastore**, g 10 • **Rosmarino**, g 20 • **Carciofo**, g 10 • **Bistorta** radice, g 5.
In 250 cc d'acqua porre 2 cucchiaini di erbe. Portare solo a ebollizione. Lasciare raffreddare. Bere 2 preparati al dì.

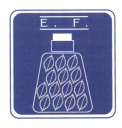

<u>Miscelare gli E. F. di:</u> **Enula,** 2 parti • **Coriandolo,** 1 parte • **Menta,** 1/2 parte • **Fumaria,** 1/2 parte • **Rosmarino,** 1/2 parte.
2 cucchiaini disciolti in poca acqua tiepida. 2 volte pro die.

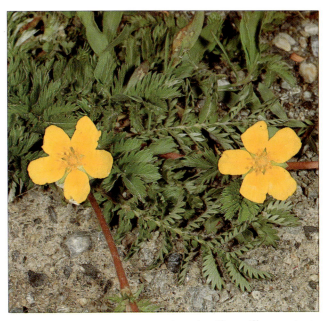

Anserina (Potentilla anserina).

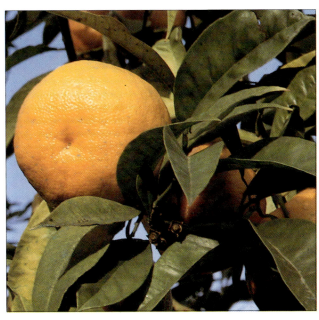

Arancio (Citrus aurantium).
Arnica (Arnica montana).

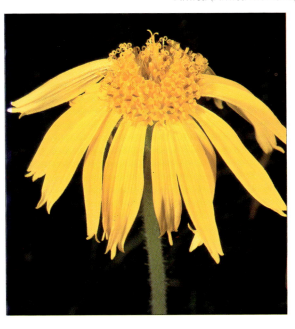

Erbe e salute

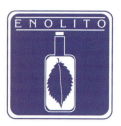

Miscelare — ana parti — gli enoliti di: **Cariofillata • Piantaggine • China.**
3 bicchierini da liquore al giorno.

Romice crespo, A.L.
3 bicchierini da liquore al giorno.

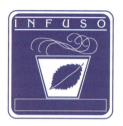

Ana parti: **Fave • Ceci • Cicoria** radice.
Tostare le droghe. Preparare l'infuso con esse. 1 cucchiaino di polvere per 200 cc di acqua bollente. Filtrare e zuccherare. 1-2 preparati al giorno.

Ana parti: **Buon Enrico • Romice crespo • Edera terrestre.**
4 cucchiaini di miscela in 200 cc d'acqua bollente. Filtrare a raffreddamento. Bere 4 tazzine di preparato al giorno.

Edera terrestre, g 20 • **Timo**, g 5 • **Cariofillata**, g 5 • **Salvia**, g 15 • **Piantaggine**, g 10.
3 cucchiaini di miscela per 200 cc d'acqua bollente. Filtrare dopo 15 minuti. Bere 2 preparati al giorno.

Calamo aromatico, g 5 • **Centaurea minore**, g 5 • **Alchemilla**, g 10 • **Melograno** foglie, g 15 • **Arancio** scorza, g 5.
3 cucchiaini di miscela per 250 cc d'acqua bollente. Filtrare dopo 20 minuti. Bere 2 preparati al giorno.

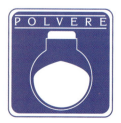

Romice crespo, A.L.
1/2 cucchiaino con acqua. 1 volta al dì.

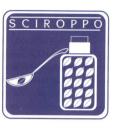

Miscelare — ana parti — gli sciroppi di: **Noce • Mele • Fragola.**
4 cucchiai al dì.

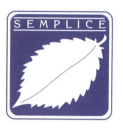

Datteri, A.L.
5 datteri 2 volte al giorno.

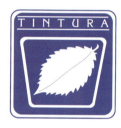

Miscelare — ana parti — le tinture di: **China • Genziana • Ioseride • Trifoglio fibrino.**
10 gocce 3 volte al dì in acqua.

Miscelare le tinture di: **Galanga**, 1/4 di parte • **Calamo aromatico**, 1/2 parte • **Romice crespo**, 1 parte • **Cola**, 1 parte.
15 gocce 2 volte al dì, in poca acqua.

Miscelare — ana parti — le tinture di: **Enula • Tarassaco • Genziana • Polio montano • Borsa del pastore.**
10 gocce 3 volte al dì, in poca acqua.

Anergia

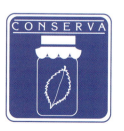

Cotogno conserva, A.L.
2 cucchiai 2 volte al dì.

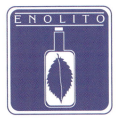

Galanga, A.L.
2 bicchierini da liquore al giorno.

Cola, A.L.
2 bicchierini da liquore al giorno.

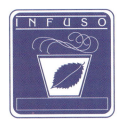

Lichene islandico, *g 5* • **China**, *g 10* • **Centaurea minore**, *g 5* • **Arancio** *scorza, g 10*.
2 cucchiaini di miscela per 150 cc d'acqua bollente. Filtrare dopo 20 minuti. Bere 2 preparati al giorno.

Carciofo, *g 5* • **Cariofillata**, *g 15* • **Melograno** *foglie, g 5* • **Enula**, *g 30*.
3 cucchiaini di miscela in 200 cc d'acqua a 40 °C. Filtrare dopo aver fatto riposare 35 minuti. Bere ogni giorno 3 preparati, mielati, lentamente.

Bistorta, *g 5* • **Canapa acquatica** *foglie, g 10* • **Achillea**, *g 5* • **Salvia**, *g 15* • **Maggiorana**, *g 15* • **Timo**, *g 5*.
3 cucchiaini di miscela per 250 cc d'acqua bollente. Filtrare dopo 30 minuti. Bere 2 preparati al giorno.

Coriandolo, *g 10* • **Anice**, *g 10* • **Genziana**, *g 5* • **Tarassaco**, *g 5* • **Angelica**, *g 10* • **Menta**, *g 10*.
2 cucchiaini di miscela per 150 cc d'acqua bollente. Filtrare dopo 30 minuti. Bere 2 preparati al giorno.

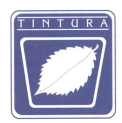

<u>Miscelare — ana parti — le tinture di</u>: **Genziana** • **Cola** • **Menta**.
10 gocce in poca acqua 3-4 volte al giorno.

<u>Miscelare — ana parti — le tinture di</u>: **Cinquefoglio** • **Cola** • **Galanga**.
10 gocce in poca acqua 3-4 volte al giorno.

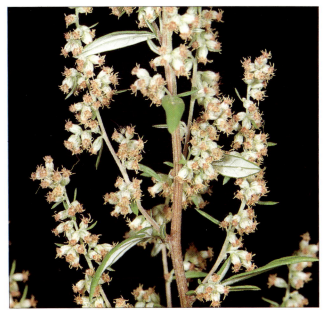

Artemisia (Artemisia vulgaris).

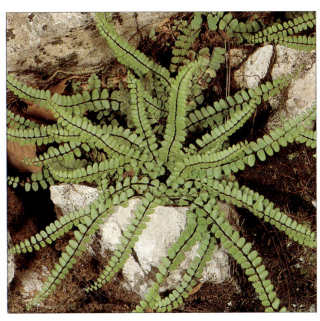

Asplenio (Asplenium trichomanes).
Assenzio (Artemisia absinthium).

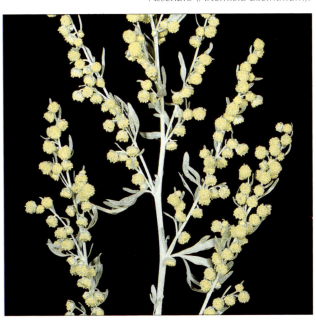

Erbe e salute

Ansietà

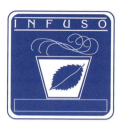

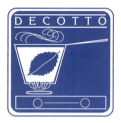

Arancio fiori, g 15 • **Tiglio** fiori, g 30 • **Primola** fiori, g 20 • **Cardiaca**, g 20 • **Passiflora**, g 30 • **Melissa**, g 20.
2 cucchiaini di miscela in 100 cc di acqua bollente. Filtrare a freddo. Bere 3 preparati al giorno lentamente.

Celidonia, 2 foglie.
Infondere la quantità prescritta in 1 tazzina di acqua tiepida. Riposo 15 minuti. Massimo 2 tazzine al dì.

Aglio, 2 spicchi.
Far bollire 10 minuti gli spicchi in 250 cc di latte. Filtrare e bere lentamente.

Camomilla, g 30 • **Valeriana**, g 5 • **Loto cornicolato**, g 50.
2 cucchiaini per 200 cc d'acqua bollente. Riposo 25 minuti. 3 preparati al giorno.

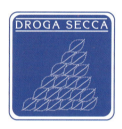

Biancospino, g 30 • **Tasso barbasso** foglie, g 20 • **Sambuco** fiori, g 15 • **Robinia** fiori, g 20 • **Rosa** fiori, g 20 • **Achillea**, g 15 • **Valeriana**, g 5 • **Tiglio** fiori, g 20.
3 cucchiaini di miscela in 200 cc d'acqua a 40 °C. Filtrare dopo aver fatto riposare 35 minuti. Bere ogni giorno 3 preparati, mielati, lentamente.

A. L.: **Luppolo** coni, **Felce maschio** foglie.
Usare le erbe per riempire una federa. Usare al posto dell'usuale cuscino.

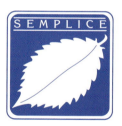

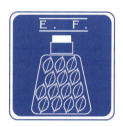

A. L.: **Lattuga** • **Malva** cimette.
Usare come insalata serale normalmente condita.

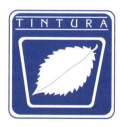

Miscelare — ana parti — gli E. F. di: **Tiglio** • **Passiflora** • **Menta**.
4-5 cucchiaini durante la giornata.

Luppolo, A.L.
40 gocce in acqua, 3 volte al dì.

Miscelare — ana parti — le tinture di: **Achillea** • **Rosolaccio** • **Lattuga scariola**.
20 gocce in acqua 5-6 volte al giorno.

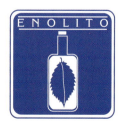

Salvia, A.L.
Bere 4-5 bicchierini da liquore al giorno.

Aritmia cardiaca

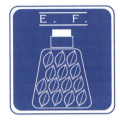

Miscelare — ana parti — gli E. F. di: **Tiglio • Salice • Passiflora • Menta.**
4-5 cucchiaini durante la giornata.

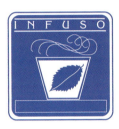

Arancio fiori, g 15 • **Tiglio** fiori, g 30 • **Primola** fiori, g 20 • **Cardiaca**, g 20 • **Passiflora**, g 30 • **Melissa**, g 20.
2 cucchiaini di miscela in 100 cc di acqua bollente. Filtrare a freddo. Bere 3 preparati al giorno lentamente.

Rosolaccio, g 20 • **Salice** corteccia, g 10 • **Passiflora**, g 30 • **Biancospino**, g 30.
3 cucchiaini di miscela per 250 cc d'acqua bollente. Filtrare dopo 30 minuti di riposo. Bere 2 preparati al dì in più volte.

Lattuga scariola, g 10 • **Tiglio** fiori, g 10 • **Camomilla**, g 20 • **Ambrosia**, g 40 • **Marrubio**, g 20.
2 cucchiaini di miscela in 200 cc d'acqua bollente. Filtrare dopo 15 minuti. Mielare. Bere lentamente 3 preparati al giorno.

Loto cornicolato, g 20 • **Meliloto** fiori, g 10 • **Rosolaccio**, g 5 • **Menta**, g 5 • **Biancospino**, g 5 • **Borsa del pastore**, g 20.
2 cucchiai da tavola di droghe per 1 l d'acqua bollente. Filtrare dopo 30 minuti. Bere 3-4 tazzine al giorno.

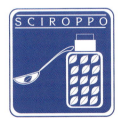

Biancospino, A.L.
4-5 cucchiai durante la giornata.

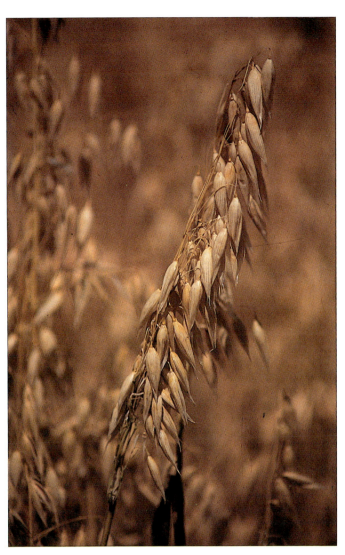

Avena (Avena sativa).
Balsamite (Tanacetum balsamita).

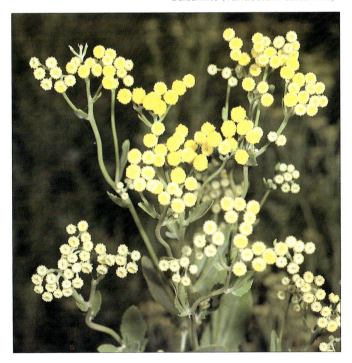

Erbe e salute

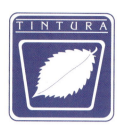

Miscelare — ana parti — le tinture di: **Achillea • Rosolaccio • Lattuga scariola.**
20 gocce in acqua 5-6 volte al giorno

Artrite

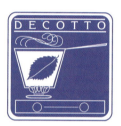

Gramigna, g 30 • **Verga d'oro**, g 15 • **Ononide** radice, g 20 • **Ciliegio** peduncoli, g 25.
Far macerare 3 cucchiai da tavola di miscela in 1 l d'acqua a temperatura ambiente. Portare a ebollizione la mattina seguente. Lasciare raffreddare e colare. Bere durante il giorno 4 tazzine di preparato.

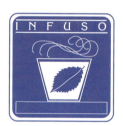

Spirea olmaria, g 30 • **Frassino**, g 30 • **Origano**, g 10 • **Rosa**, g 10.
3 cucchiaini di erbe in 3250 cc d'acqua bollente. Filtrare a raffreddamento. Bere 2 preparazioni al dì.

Carciofo foglie, g 30 • **Rosmarino**, g 10 • **Centinodio**, g 10 • **Fumaria**, g 20 • **Dulcamara**, g 20.
Infusione in 1/2 l d'acqua bollente di 3 cucchiai di miscela. Filtrare dopo 10 minuti. Bere 4 tazzine al giorno.

Borragine, g 10 • **Salvia**, g 10 • **Ginepro** foglie, g 20 • **Pino** aghi, g 20 • **Biancospino** fiori, g 30.
2 cucchiaini di miscela per 100 cc d'acqua bollente. Filtrare dopo 30 minuti. Bere 3 preparati al giorno.

Sambuco fiori, g 15 • **Sambuco** foglie, g 10 • **Fumaria**, g 15 • **Achillea**, g 20 • **Salvia**, g 10 • **Spirea olmaria**, g 30.

5 cucchiaini di miscela in 3/4 di l d'acqua bollente. Lasciare macerare 3 ore. Filtrare e bere, durante la giornata, 4 tazzine di prodotto.

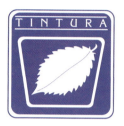

Miscelare — ana parti — le tinture di: **Carciofo • Spirea olmaria • Luppolo.**
20 gocce in poca acqua 4 volte al dì.

Arnica, A.L.
Usare in frizioni.

Iperico, A.L.
Usare in frizioni.

Canfora, A.L.
Usare in frizioni.

Galanga, A.L.
Usare in frizioni.

Capsico, 1 parte.
Miscelare con 3 parti di acqua. Usare in frizioni. Attenzione a non toccare occhi e mucose.

Senape, 1 parte.
Miscelare con 3 parti di acqua. Usare in frizioni. Attenzione a non toccare occhi e mucose.

Ascesso

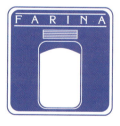

Lino farina, A.L.
Miscelare un po' di farina con acqua. Applicare il cataplasma caldo.

Fieno greco farina, a. l.
Miscelare un po' di farina con acqua. Applicare il cataplasma caldo.

Fava farina, A.L.
Miscelare un po' di farina con acqua. Applicare il cataplasma caldo.

Avena farina, A.L.
Miscelare un po' di farina con acqua. Applicare il cataplasma caldo.

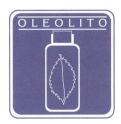

Alloro, A.L.
Intridere di oleolito un batuffolo di cotone e mantenerlo sull'ascesso.

Ruta, A.L.
Intridere di oleolito un batuffolo di cotone e mantenerlo sull'ascesso.

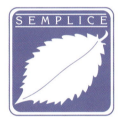

Semprevivo, A.L.
Schiacciare alcune foglie carnose e sovrapporle all'ascesso.

Rovo foglie, a.l
Contundere alcune foglie, umettarle con burro e sovrapporre.

Romice crespo foglie, A.L.
Contundere alcune foglie, umettarle con burro e sovrapporre.

Cipresso resina, A.L.
Usarla direttamente sull'ascesso.

Giglio bianco bulbo, A.L.
Schiacciare alcune tuniche del bulbo e sovrapporle alla parte.

<u>Ana parti</u>: **Malva** foglie • **Sambuco** foglie.
Contundere le foglie in giusta quantità e sovrapporre.

Bardana piccioli, a.l
Tritare i piccioli e sovrapporli.

Lattuga scariola lattice, A.L.
Usarlo sull'ascesso.

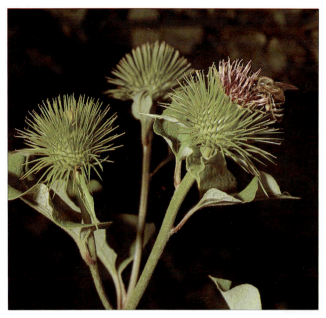

Bardana (Arctium lappa).

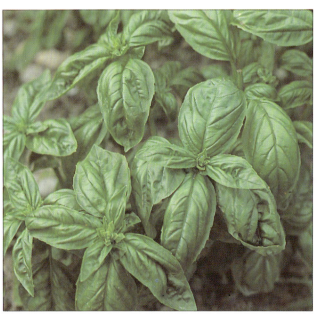

Basilico (Ocimum basilicum).
Betulla (Betula pendula).

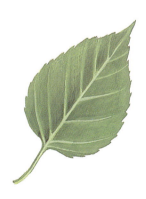

Erbe e salute

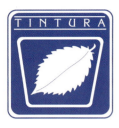

Arnica, A.L.
Miscelare 1 parte di tintura con 2 di acqua. Usare del cotone intriso di liquido sull'ascesso.

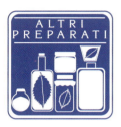

Ciliegio gomma, A.L.
Scaldare la gomma a bagnomaria. Quando è divenuta molle, ma ancora plastica, sovrapporre e mantenere.

Asma allergica

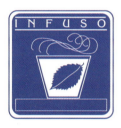

Salvia, g 10 • **Menta**, g 5 • **Eucalipto**, g 5.
2 cucchiaini di miscela in 150 cc di acqua bollente. Filtrare a raffreddamento. Bere 2 preparati al dì.

Eucalipto, g 15 • **Timo**, g 5 • **Melissa**, g 20.
3 cucchiaini di miscela in 200 cc di acqua bollente. Filtrare a raffreddamento. Bere 2 preparati al dì.

Menta, g 10 • **Valeriana**, g 5 • **Lattuga scariola**, g 5 • **Rosolaccio**, g 10 • **Mugo** aghi, g 30
2 cucchiaini di miscela in 150 cc di acqua bollente. Filtrare a raffreddamento. Bere 2 preparati al dì.

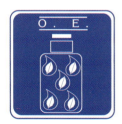

Miscelare — ana parti — gli O. E. di: **Timo • Maggiorana • Eucalipto**.
10 gocce 3 volte al dì in acqua. Con lo stesso preparato fare nebulizzazioni nella stanza.

Miscelare — ana parti — gli O. E. di: **Menta • Cajeput.**
Nebulizzazioni nella stanza immettendo in acqua bollente 5-10 gocce di miscela.

Miscelare — ana parti — gli O. E. di: **Eucalipto • Lavanda • Origano.**
10 gocce 3 volte al giorno in acqua. Nebulizzare il prodotto con nebulizzatore o immettendo una decina di gocce in acqua bollente.

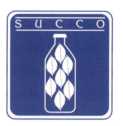

Cavolo, A.L.
Usare a cucchiaini, più volte al dì.

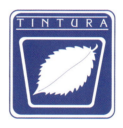

Miscelare — ana parti — le tinture di: **Origano • Edera terrestre • Eucalipto.**
10 gocce in poca acqua 3 volte al dì.

Miscelare — ana parti — le tinture di: **Eucalipto • Lavanda • Santoreggia • Biancospino.**
10 gocce in poca acqua 3 volte al dì.

Bronchite

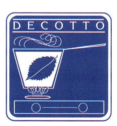

Datteri, 5 • **Fichi**, 5 • **Uva sultanina**, g 10.
Far bollire in 500 g di latte per 10 minuti le droghe. Poi

lasciare riposare per 2 ore. Bere a cucchiai molte volte durante il dì.

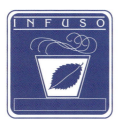

Fichi *secchi, 5* • ***Issopo,*** *g 10* • ***Malva,*** *g 5* • ***Lavatera,*** *g 10.*
Far bollire per 10 minuti in 500 cc d'acqua i fichi. Spegnere il fuoco e aggiungere 4 cucchiaini della miscela d'erbe. Filtrare a raffreddamento. Bere, mielando, 5 tazzine durante il giorno.

Edera terrestre, *g 20* • ***Tossillagine***, *g 30* • ***Eucalipto***, *g 5* • ***Issopo,*** *g 10* • ***Anice,*** *g 10.*
3 cucchiaini di miscela per 200 cc d'acqua bollente. Riposo 15 minuti. Filtrare, mielare e bere ancor tiepida, a sorsi. 3 preparati al dì.

Polmonaria, *g 15* • ***Primola,*** *g 10* • ***Castagno*** *foglie, g 15* • ***Tiglio*** *fiori, g 20.*
3 cucchiaini di miscela per 250 cc di acqua a 50 °C. Filtrare a raffreddamento. Bere 4 preparati al giorno.

Faggio *foglie, g 5* • ***Rosolaccio,*** *g 20* • ***Liquirizia,*** *g 20* • ***Altea,*** *g 20.*
3 cucchiai da tavola di erbe 500 cc d'acqua bollente. Filtrare dopo 20 minuti. Bere durante il giorno 4-5 tazzine di prodotto.

Viola mammola, *g 15* • ***Tasso barbasso*** *foglie, g 10* • ***Ginepro*** *bacche, g 10* • ***Polipodio*** *rizoma, g 15.*
3 cucchiaini di miscela per 200 cc d'acqua bollente. Filtrare dopo 30 minuti. Bere 3 preparati al dì.

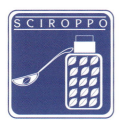

Malva, A.L.
Usare a cucchiai, 4-5 al giorno.

Rapa, A.L.
Usare a cucchiai, 4-5 al giorno.

Capelvenere, A.L.
Usare a cucchiai, 4-5 al giorno.

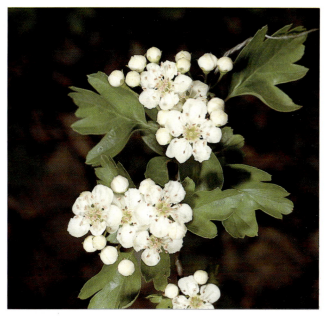

Biancospino (Crataegus oxyacantha).

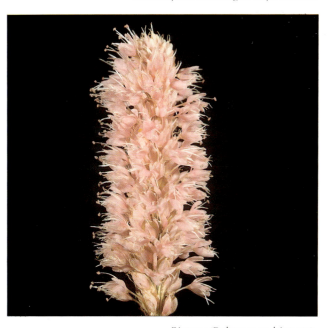

Bistorta (Polygonum bistorta).
Borragine (Borrago officinalis).

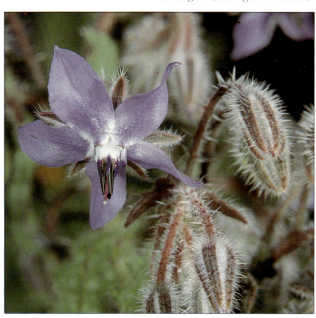

Erbe e salute

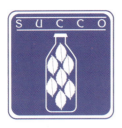

Cavolo, A.L.
Usare a cucchiaini, più volte al dì.

Erisimo, A.L.
Usare a cucchiaini, più volte al dì.

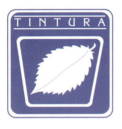

<u>Miscelare — ana parti — le tinture di:</u> **Origano • Edera terrestre • Eucalipto.**
10 gocce in poca acqua 3 volte al dì.

Calli

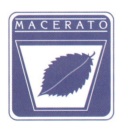

Noce *corteccia*, A.L.
Fare macerare tutto il giorno, in aceto di vino, una porzione a piacere di corteccia seconda di noce. Sovrapporre e tenere sul callo, per tutta la notte, una piccola porzione d'essa. Ripetere le sere successive fino a distacco.

Cipolla, A.L.
Fare macerare tutto il giorno, in aceto di vino, una porzione a piacere di cipolla. Sovrapporre e tenere sul callo, per tutta la notte, una piccola porzione d'essa. Ripetere le sere successive fino a distacco.

Salice *corteccia*, A.L.
Fare macerare tutto il giorno, in aceto di vino, una porzione a piacere di corteccia di salice. Sovrapporre e tenere sul callo, per tutta la notte, una piccola porzione d'essa. Ripetere le sere successive fino a distacco.

Edera *foglie fresche*, A.L.
Far macerare tutto il giorno in aceto di vino una porzione a piacere di foglie d'edera. Sovrapporre e tenere sul callo, per tutta la notte, una piccola porzione d'esse. Ripetere le sere successive fino a distacco.

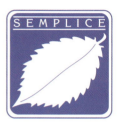

Calendola, A.L.
Contundere la pianta e sovrapporla alla callosità rinnovando spesso.

Aglio *bulbi*, A.L.
Contundere e sovrapporre alla callosità rinnovando spesso.

Tarassaco *latice*, A.L.
Usare il latice sulle callosità rinnovando spesso.

Lattuga scariola *latice*, A.L.
Usare il latice sulle callosità rinnovando spesso.

Euforbio *latice*, A.L.
Usare il latice sulle callosità rinnovando spesso.

Carie (odontalgia)

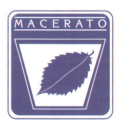

Edera terrestre, A.L.
Macerare a piacere una quantità di pianta in aceto per 1 mese. Usare poi in sciacqui al verificarsi del dolore, eventualmente diluendo in acqua.

Achillea, A.L.
Macerare a piacere una quantità di pianta in aceto per 1 mese. Usare poi in sciacqui al verificarsi del dolore, eventualmente diluendo in acqua.

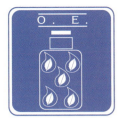

Miscelare — ana parti — gli O. E. di: **Garofano • Menta • Galanga.**
1 goccia nella carie.

Miscelare — ana parti — gli O. E. di: **Coriandolo • Anice • Menta.**
1 goccia nella carie.

Miscelare — ana parti — gli O. E. di: **Garofano • Eucalipto.**
1 goccia nella carie.

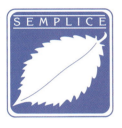

Aglio bulbo, A.L.
Introdurre nella carie una piccola quantità di polpa di bulbo oppure introdurre nell'orecchio, dalla parte del dente dolente, 1 spicchio di giusta grandezza, leggermente contuso.

Crescione, A.L.
Miscelare foglie fresche di crescione e sale da cucina fino a ottenere una pasta. Introdurne un po' nella carie.

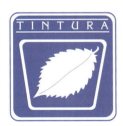

Miscelare — ana parti — le tinture di: **Piantaggine • Cinquefoglio • Alchemilla.**
1 cucchiaino di miscela in 1/2 bicchiere d'acqua. Sciacqui.

Miscelare — ana parti — le tinture di: **Ruta • Noce.**
1 cucchiaino di miscela in 1/2 bicchiere d'acqua. Sciacqui.

Miscelare — ana parti — le tinture di: **Bistorta • Quercia • Piantaggine • Noce.**
1 cucchiaino di miscela in 1/2 bicchiere d'acqua. Sciacqui.

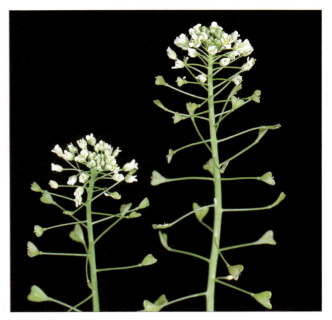

Borsa del pastore (Capsella bursa pastoris).

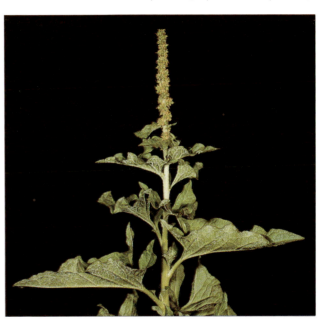

Buon Enrico (Chenopodium bonus-Henricus).
Calaminta (Calamintha officinalis).

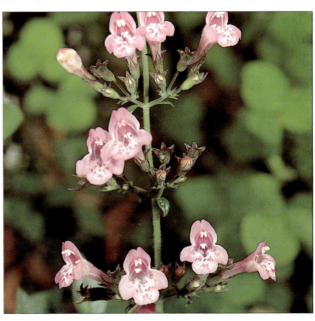

Catarro intestinale

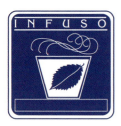

Fieno greco, g 10 • **Avena**, g 20 • **Malva**, g 5 • **Altea**, g 10 • **Salvia**, g 5.
3 cucchiaini di miscela in 200 cc di acqua bollente. Filtrare dopo 20 minuti. 4 preparati al dì.

Calamo aromatico, g 10 • **Rosa** foglie, g 320 • **Mirtillo** foglie, g 15 • **Camomilla**, g 10 • **Centaurea minore**, g 5.
4 cucchiaini di miscela in 300 cc di acqua a 50 °C. Filtrare dopo 40 minuti. Bere 4 tazzine di preparato al dì.

Alchemilla, g 30 • **Piantaggine**, g 20 • **Lampone** foglie, g 10 • **Issopo**, g 10.
2 cucchiaini di erbe in 200 cc di acqua bollente. Filtrare dopo 30 minuti. Bere durante la giornata 3 preparazioni.

Melissa, g 10 • **Calaminta**, g 5 • **Altea**, g 30 • **Rovo** foglie, g 20.
3 cucchiai da tavola di miscela in 500 cc di acqua bollente. Filtrare dopo 2 ore. Bere 3 tazzine di preparato al giorno.

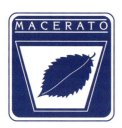

Marrubio, g 40 • **Cariofillata**, g 20 • **Malva**, g 10.
Macerazione a freddo per tutta la notte di 2 cucchiaini di miscela per 200 cc di acqua a temperatura ambiente. Filtrare al mattino. 3 preparati al dì.

Gelso foglie, g 20.
Macerare in 3/4 di l d'acqua, a temperatura ambiente, per tutta la notte. Filtrare e bere 3 tazzine di preparato durante la giornata.

Tarassaco, g 25 • **Cicoria**, g 20 • **Alchemilla**, g 10 • **Alloro**, g 10 • **Altea**, g 10 • **Rosa** foglie, g 20.
Macerare in 1 l d'acqua a temperatura ambiente per 1 giorno 3 cucchiai di miscela. Portare a ebollizione e raffreddare. 3 tazzine al dì.

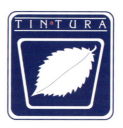

Salicaria, A.L.
15 gocce in poca acqua 2 volte al dì.

Mirtillo, A.L.
15 gocce in poca acqua 2 volte al dì.

Cefalea

Cefalea da ipertensione

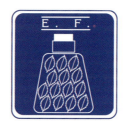

Vischio, A.L.
1 cucchiaino 1 volta al dì.

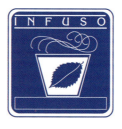

Vischio, g 10 • **Biancospino**, g 30 • **Loto cornicolato**, g 20 • **Salice** foglie, g 5.
3 cucchiaini in 300 cc di acqua bollente. Riposo 10 minuti. Filtrare. Bere 3 tazzine di prodotto al giorno.

Rosolaccio, g 10 • **Biancospino**, g 30 • **Edera terrestre**, g 15 • **Luppolo**, g 10 • **Borsa del pastore**, g 10.
2 cucchiai di miscela in 500 cc di acqua bollente. Filtrare a raffreddamento. Bere 4 tazzine di preparato al dì.

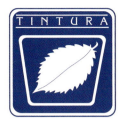

Biancospino, A.L.
10 gocce in poca acqua 3 volte al dì.

Edera, A.L.
10 gocce in poca acqua 3 volte al dì.

Borsa del pastore, A.L.
10 gocce in poca acqua 3 volte al dì.

Cardo santo, A.L.
10 gocce in poca acqua 3 volte al dì.

Cefalea da sinusite

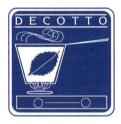

Alchemilla, A.L.
Bollire 3 cucchiaini di erba in 150 cc d'acqua per 2 minuti. Bere ancora calda lentamente. 1-2 preparati al dì.

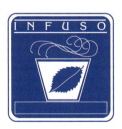

Stachide, g 50 • *Salvia*, g 10 • *Rosmarino*, g 20.
3 cucchiai di miscela in 1/2 l d'acqua bollente. Filtrare a freddo. Bere 3 tazzine durante il dì. Con la stessa preparazione effettuare compresse sulla fronte rinnovando spesso.

Ana parti: **Timo** • **Salvia** • **Eucalipto**.
1 cucchiaino per 100 cc di acqua a 40 °C. Filtrare dopo 10 minuti. Bere 3 preparati al giorno.

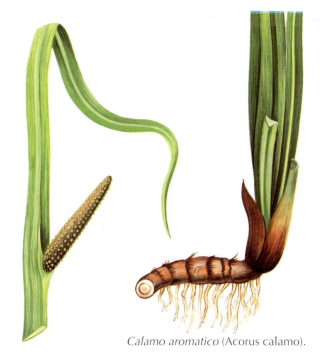

Calamo aromatico (Acorus calamo).

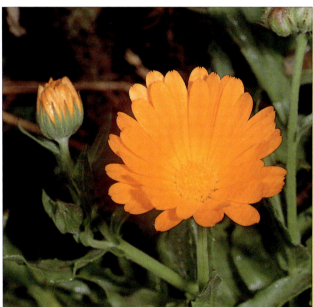

Calendola (Calendula officinalis).
Camedrio (Teucrium chamaedris).

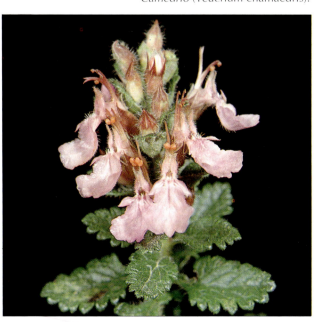

Erbe e salute

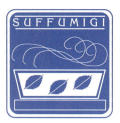

Fieno cascame, A.L.
3 cucchiai in 2 l d'acqua bollente. Effettuare suffumigi.

Menta, g 10 • **Timo**, g 30 • **Eucalipto**, g 30 • **Maggiorana**, g 20.
3 cucchiai in 2 l d'acqua bollente. Effettuare suffumigi.

Cerume

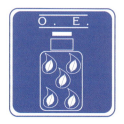

Pino, 2 gocce.
Miscelare con 1 cucchiaino di olio di mandorle. Poche gocce nel dotto uditivo. Lasciare permanere un po' e poi pulire.

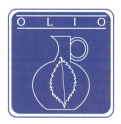

Mandorle, A.L.
Poche gocce nel dotto uditivo. Lasciare permanere un po' e poi pulire.

Oliva, A.L.
Poche gocce nel dotto uditivo. Lasciare permanere un po' e poi pulire.

Cistite

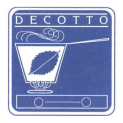

Alkekengi, g 30• **Betulla**, g 20• **Ononide**, g 30• **Ginestra,** g 20.
Bollire in 1 l d'acqua per 10 minuti 3 cucchiai di miscela. Aggiungere 1 g di bicarbonato di sodio. Lasciare raffreddare. Bere 3 bicchieri di decotto al giorno.

Ortica, g 10 • **Verga d'oro,** g 25 • **Erica**, g 10 • **Avena,** g 10 • **Prezzemolo** radice, g 10.
3 cucchiaini di miscela in 300 cc d'acqua. Bollitura 2 minuti. Filtraggio a freddo. Bere 2 tazzine di decotto al dì.

Uva orsina, g 10 • **Rosa** cinorrodi, g 20 • **Avena,** g 20 • **Parietaria,** g 25 • **Finocchio** semi, g 10.
Bollire in 300 cc di acqua per 10 minuti a fuoco lento, 2 cucchiaini di miscela. Filtrare a freddo. Bere 3 tazzine al giorno di preparato.

Granturco barbe, g 15 • **Sambuco** foglie, g 5 • **Sambuco** radice, g 20 • **Erica**, g 10 • **Tarassaco,** g 15 • **Ononide,** g 25.
4 cucchiaini di miscela in 300 cc d'acqua. Bollitura 3 minuti. Filtraggio a freddo. Bere 3 tazzine di decotto al dì.

Equiseto, g 25 • **Cipolla,** g 10 • **Asparago** radice, g 25 • **Alchemilla,** g 5.
Bollire in 300 cc di acqua per 10 minuti a fuoco lento, dal momento dell'ebollizione, 2 cucchiaini di miscela. Filtrare a freddo. Bere 3 tazzine al giorno di preparato.

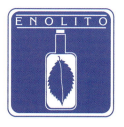

Ginestra, A.L.
2 bicchierini da liquore al dì.

Gramigna, A.L.
3 bicchierini da liquore al dì.

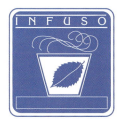

Verga d'oro, g 10 • ***Parietaria,*** g 10 • ***Alkekengi,*** g 20 • ***Ginepro*** bacche, g 15.
3 cucchiaini di miscela per 200 cc d'acqua bollente. Filtrare dopo 15 minuti. Bere 2 preparati al giorno.

Anice semi, g 10 • ***Cicoria*** radice, g 10 • ***Parietaria,*** g 20 • ***Achillea,*** g 20.
2 cucchiaini di miscela per 150 cc d'acqua bollente. Filtrare dopo 15 minuti. Bere 2 preparati al giorno.

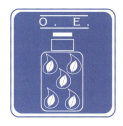

Sandalo, A.L.
2 gocce su zolletta di zucchero 3 volte al dì.

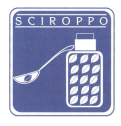

Camomilla, A.L.
4 cucchiai al giorno.

Verga d'oro, A.L.
4 cucchiai al giorno.

Colica intestinale

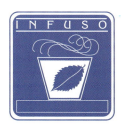

Agrimonia, g 10 • ***Anserina,*** g 15 • ***Camomilla,*** g 20 • ***Malva,*** g 15.

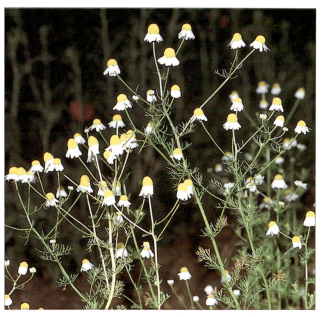

Camomilla (Matricaria chamomilla).

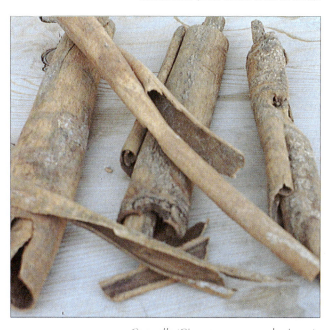

Cannella (Cinnamomum zeylanicum).
Capelvenere (Adiantum capillus-veneris).

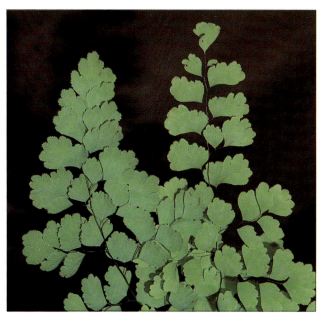

2 cucchiaini di miscela per 100 cc di acqua bollente. Filtrare a freddo. Bere 1 preparato.

Lavanda*, g 15 •* ***Tiglio*** *fiori, g 10 •* ***Rosolaccio****, g 10 •* ***Luppolo****, g 15 •* ***Centaurea minore****, g 20 •* ***Genziana****, g 10.*
1 cucchiaino in 150 cc di acqua bollente. Riposo 10 minuti. Bere il preparato.

Tarassaco*, g 15 •* ***Cicoria****, g 20 •* ***Camomilla****, g 10 •* ***Enula****, g 20 •* ***Timo****, g 10 •* ***Salice****, g 5.*
1 cucchiaino in 150 cc di acqua bollente. Riposo 10 minuti. Bere il preparato.

Melissa*, g 30 •* ***Marrubio****, g 10 •* ***Ortica*** *foglie, g 5 •* ***Achillea****, g 30.*
1 cucchiaino in 150 cc di acqua bollente. Riposo 10 minuti. Bere il preparato.

Stellina odorosa*, g 30 •* ***Camomilla****, g 10 •* ***Ruta****, g 5 •* ***Arancio*** *scorza, g 10 •* ***Liquirizia****, g 10.*
1 cucchiaino in 150 cc di acqua bollente. Riposo 10 minuti. Bere il preparato.

Enula*, g 50 •* ***Edera terrestre****, g 10 •* ***Achillea****, g 20 •* ***Alchemilla****, g 10 •* ***Veronica****, g 10.*
3 cucchiaini di miscela in 200 cc di acqua bollente. Filtrare dopo 30 minuti. Bere lentamente.

Angelica *semi, g 10 •* ***Aneto*** *semi, g 5 •* ***Cumino*** *semi, g 10 •* ***Coriandolo*** *semi, g 10.*
1 cucchiaino di semi in 200 cc di acqua bollente. Filtrare dopo 10 minuti. Bere caldo.

Fieno greco *semi, A.L.*
3 cucchiaini per 200 cc di acqua bollente. Riposo 30 minuti. Bere tutto il preparato.

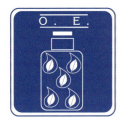

Miscelare — ana parti — gli O. E. di: **Finocchio • Coriandolo.**
3 gocce su zolletta di zucchero. Ripetere al bisogno.

Miscelare — ana parti — gli O. E. di: **Alloro • Galanga.**
3 gocce su zolletta di zucchero. Ripetere al bisogno.

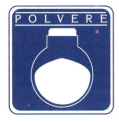

Miscelare — ana parti — le polveri di: **Fico** foglie • **Olmo** foglie • **Luppolo** coni.

1/2 cucchiaino di miscela con cialda. Ripetere dopo 1 ora se necessario.

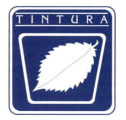

Assenzio*, A.L.*
2 gocce in poca acqua. Ripetere al bisogno.

Garofano*, A.L.*
5 gocce in poca acqua. Ripetere al bisogno.

Colite

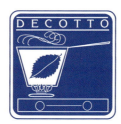

Fieno greco *semi, g 30 •* ***Altea****, g 20 •* ***Malva****, g 10 •* ***Lino*** *semi, g 10 •* ***Camomilla****, g 20.*
3 cucchiai da tavola di miscela in 1 l d'acqua. Portare a' ebollizione. Lasciare raffreddare. Bere 4 tazzine di preparato durante il dì.

Cotogno *foglie, g 10 •* ***Altea****, g 30 •* ***Parietaria****, g 10 •* ***Ortica*** *foglie, g 10.*
3 cucchiaini di erbe per 300 cc di acqua. Bollire 2 minuti. Filtrare a raffreddamento. Bere in 2 volte il preparato.

Alchemilla*, g 20 •* ***Fragola*** *radice, g 10 •* ***Prugnolo*** *foglie, g 10 •* ***Iperico****, g 30 •* ***Malva****, g 30.*
Bollire, per 3 minuti, 2 cucchiaini di miscela in 250 cc di acqua. Filtrare dopo 20 minuti. Bere 3 preparati al giorno, lentamente.

Gramigna*, g 15 •* ***Viola*** *foglie, g 10 •* ***Olivo*** *foglie, g 15 •* ***Tasso barbasso*** *foglie, g 20.*
Bollire 1 cucchiaio di miscela in 1 l d'acqua per 5 minuti. Filtrare a raffreddamento. Bere 4 tazzine durante il dì.

Ana parti: **Orzo • Riso.**
Bollire per 20 minuti in 500 cc d'acqua 1 cucchiaio di miscela. Filtrare e bere la decozione in più riprese.

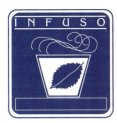

Piantaggine, *g 15* • ***Malva***, *g 20* • ***Tasso barbasso***, *g 15* • ***Parietaria***.
2 cucchiaini di erbe per 200 cc di acqua bollente. Filtrare dopo 20 minuti. Bere 3 preparati al giorno.

Alchemilla, *g 10* • ***Farfara***, *g 10* • ***Agrimonia***, *g 20* • ***Lavatera***, *g 25* • ***Luppolo***, *g 10*.
2 cucchiai da tavola per 500 cc di acqua bollente. Filtrare a raffreddamento. Bere, durante la giornata, 3 tazzine di preparato.

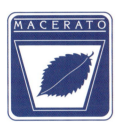

<u>Ana parti</u>: **Altea** • **Malva** • **Lavatera**.
Macerare 3 cucchiai da tavola di miscela in 1 l d'acqua fredda, per 24 ore. Filtrare e bere durante la giornata almeno 400 cc di prodotto in più riprese.

Valeriana, *g 5* • ***Artemisia***, *g 5* • ***Salvia***, *g 15* • ***Menta***, *g 10* • ***Melissa***, *g 15* • ***Malva***, *g 30*.
Macerazione a freddo. 2 cucchiai d'erbe per 500 cc d'acqua. Filtrare dopo 12 ore. Bere 4-5 tazzine di macerato al giorno.

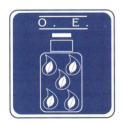

<u>Miscelare</u> — ana parti — gli O. E. di: **Timo** • **Santoreggia**.
2 gocce su zolletta di zucchero, 2 volte al dì.

Iperico, A.L.
1-2 cucchiaini al giorno.

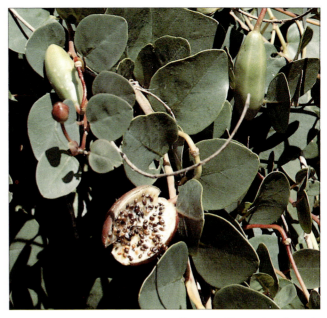

Cappero (Capparis spinosa).

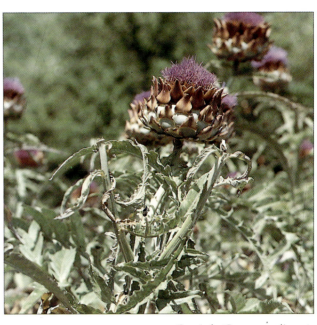

Carciofo (Cynara scolimus).
Cardo mariano (Sylibum marianum).

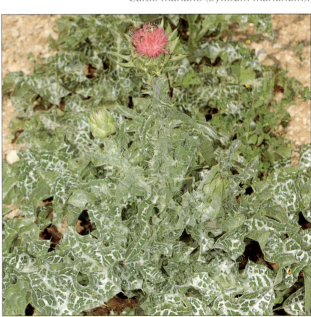

Erbe e salute

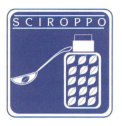

Liquirizia, a.l
2 cucchiai da tavola al dì.

Congiuntivite

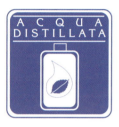

Sambuco, A.L.
Lavaggi con bicchierino oftalmico.

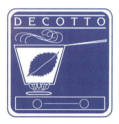

Fragola foglie, g 5 • *Equiseto,* g 15 • *Malva* fiori, g 20 • *Farfara* fiori, g 20.
Bollire in 300 cc di acqua, per 2 minuti, 2 cucchiaini di piante. Filtrare accuratamente con carta da filtro. Lavaggi oculari.

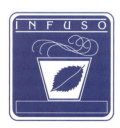

<u>Ana parti:</u> *Eufrasia* • *Rosa* petali • *Sambuco* fiori.
2 cucchiaini di miscela in 200 cc d'acqua bollente. Filtrare accuratamente con carta da filtro. Effettuare lavaggi con contagocce o con bicchierino oculare.

Eufrasia, g 20 • *Ruta,* g 5 • *Camomilla,* g 10 • *Aloè,* g 1.
2 cucchiaini di miscela in 200 cc d'acqua bollente. Filtrare accuratamente con carta da filtro. Effettuare lavaggi con contagocce o con bicchierino oculare.

Polmonaria, g 10 • *Centinodio,* g 10 • *Rovo,* g 5 • *Fiordaliso* petali, g 20 • *Camomilla,* g 5 • *Eufrasia,* g 10.
2 cucchiaini di miscela in 200 cc d'acqua bollente. Filtrare accuratamente con carta da filtro. Effettuare lavaggi con contagocce o con bicchierino oculare.

Ortica, g 10 • *Lampone* foglie, g 5 • *Equiseto,* g 10 • *Ruta,* g 5 • *Finocchio* semi, g 5.
2 cucchiaini di miscela in 200 cc d'acqua bollente. Filtrare accuratamente con carta da filtro. Effettuare lavaggi con contagocce o con bicchierino oculare.

Spirea olmaria, g 20 • *Meliloto* fiori, g 15 • *Camomilla* fiori, g 15 • *Borragine* fiori, g 15 • *Sambuco* fiori, g 25.
2 cucchiaini di miscela in 200 cc d'acqua bollente. Filtrare accuratamente con carta da filtro. Effettuare lavaggi con contagocce o con bicchierino oculare.

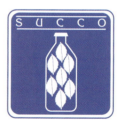

Rovo getti, A.L.
Lavaggi con bicchierino oftalmico.

Contusione

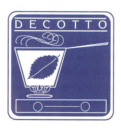

Timo, g 10 • *Santoreggia,* g 10 • *Achillea,* g 20.
Bollire 3 cucchiai di erbe in 400 cc d'acqua per 2 minuti. Filtrare, inumidire col preparato delle faldelle e sovrapporle.

Lavanda, g 15 • *Consolida,* g 15 • *Romice,* g 10 • *Rosmarino,* g 20 • *Quercia* , g 10.
Bollire 2 cucchiai di miscela in 500 cc di acqua per 3 minuti. Filtrare a raffreddamento. Sovrapporre alla parte panni inumiditi di decozione.

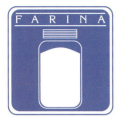

Ana parti: **Fava** *farina* • **Lino** *farina* • **Rosmarino** *polvere* • **Salvia** *polvere.*
Miscelare a piacere acqua e piante fino a ottenere un composto morbido. Applicare a mo' di cataplasma.

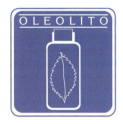

Iperico, *A.L.*
Frizionare la parte con l'oleolito e coprire con garza.

Primola, *A.L.*
Frizionare la parte con l'oleolito e coprire con garza.

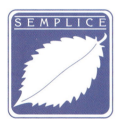

Tasso barbasso *foglie, A.L.*
Schiacciare le foglie, inumidirle e sovrapporle alla parte contusa.

Parietaria, *A.L.*
Tritare la parietaria e miscelarla con una quantità a piacere di crusca. Effettuare cataplasma sulla parte colpita.

Ana parti: **Agrimonia** • **Achillea.**
Tritare finemente le piante fresche e sovrapporle alla contusione. Rinnovare spesso.

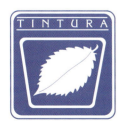

Arnica, *A.L.*
Diluire 1 parte di tintura in 2 di acqua. Applicare sulla contusione panni intrisi del composto.

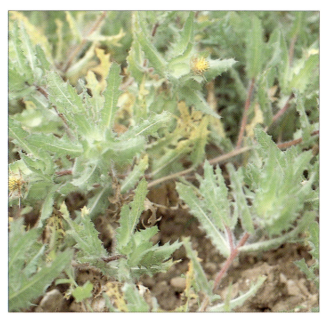

Cardo santo (Cnicus benedictus).

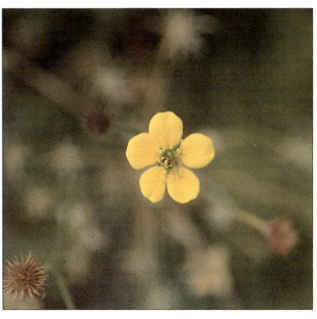

Cariofillata (Geum urbanum).
Carota (Daucus carota).

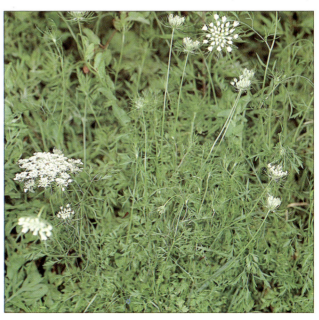

Erbe e salute

<u>Miscelare — ana parti — le tinture di:</u> **Arnica • Sigillo di Salomone • Timo.**
Diluire 1 parte di tintura in 2 di acqua. Applicare sulla contusione panni intrisi del composto.

Piantaggine, A.L.
Applicare 1 faldella inumidita di tintura sulla parte. Rinnovare.

Corizza

Vedi **Raffreddore**

Crampo muscolare

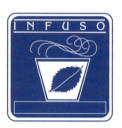

Ippocastano foglie, g 5 • **Biancospino**, g 20 • **Vischio**, g 10 • **Meliloto**, g 5.
2 cucchiaini di miscela in 200 cc di acqua bollente. Filtrare a raffreddamento. Bere 2 tazzine di infuso al dì.

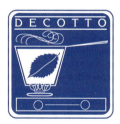

Felce maschio rizoma, g 30.
Far bollire in 300 cc di acqua il rizoma per 10 minuti. Filtrare e applicare panni imbibiti di decotto.

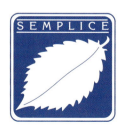

Borsa del pastore, A.L.
Tritare la pianta fresca in una quantità a piacere. Sovrapporre.

Ippocastano foglie, A.L.
Tritare la pianta fresca in una quantità a piacere. Sovrapporre.

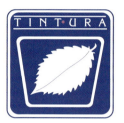

Anserina, A.L.
10 gocce in acqua 2 volte al dì.

Canfora, A.L.
Frizionare la parte.

Iperico, A.L.
Frizionare la parte.

Dentaria, A.L.
Frizionare la parte.

Senape, A.L.
Frizionare la parte.

Capsico, A.L.
Diluire 1 parte di tintura con 3 parti di acqua. Frizionare la parte.

Cariofillata, A.L.
10 gocce in poca acqua, 3 volte al dì.

Crosta lattea

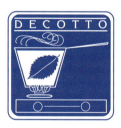

Nocciolo foglie, g 5.
Bollire la droga in 300 cc d'acqua per 3 minuti. Filtrare e usare in lavaggi tiepidi.

Tasso barbasso, g 10.
Bollire la pianta in 500 g di latte per 5 minuti, lentamente. Filtrare, mielare, somministrare a cucchiaini 4-5 volte al dì.

Olmo foglie, g 5 • **Noce** foglie, g 10 • **Bardana** radice, g 5 • **Fumaria**, g 5.

Bollire 2 cucchiaini di miscela in 400 cc di acqua per 3 minuti. Filtrare dopo 20 minuti. Mielare bene. Da somministrare a cucchiaini 4-5 volte al dì.

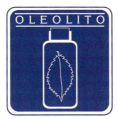

Pesco foglie, A.L.
Usare direttamente sulla crosta con leggera frizione. Asportarla cautamente con pettinino.

<u>Miscelare — ana parti:</u> **Iperico**, oleolito • **Mandorle** olio.
Usare direttamente sulla crosta con leggera frizione. Asportarla cautamente con pettinino.

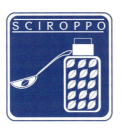

<u>Miscelare — ana parti — gli sciroppi di:</u> **Edera terrestre** • **Borragine.**
3-4 cucchiaini al dì.

Depressione

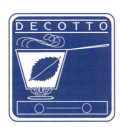

Menta, g 5 • **Melissa,** g 20 • **Balsamite,** g 20 • **Mugo** aghi, g 10.
Portare a ebollizione e poi lasciare raffreddare, 3 cucchiaini di erbe per 200 cc di acqua. 3 preparati al dì.

Passiflora, g 10 • **Rosolaccio,** g 5 • **Timo,** g 5 • **Valeriana,** g 5 • **Lattuga scariola,** g 30.

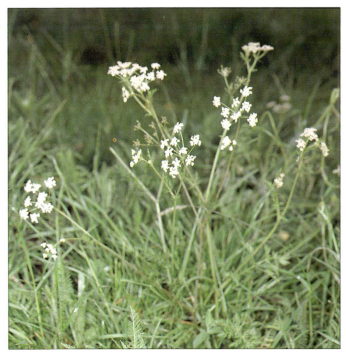

Carvi (Carum carvi).
Castagno (Castanea sativa).

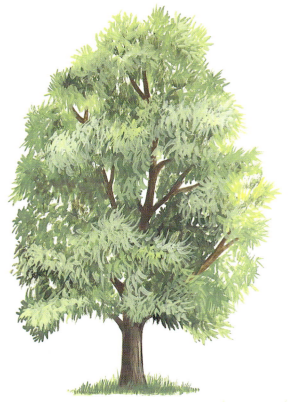

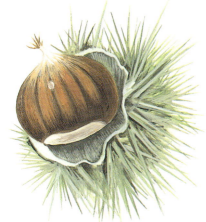

Bollire 5 cucchiaini di piante in 500 cc di acqua per 2 minuti. Filtrare dopo 30 minuti. Bere 3 tazzine al giorno.

Luppolo, g 10 • **Salice** corteccia, g 20 • **Calamo aromatico**, g 5 • **Arancio** scorza, g 5 • **Romice crespo** radice, g 10 • **Origano**, g 15.
2 cucchiaini di piante per 200 cc di acqua. Bollitura 2 minuti. Filtraggio a freddo. Bere 2 preparati al dì.

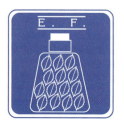

Trifoglio fibrino, A.L.
4-5 cucchiaini al giorno in poca acqua.

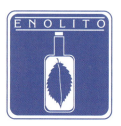

Veronica, A.L.
3 bicchierini da liquore al dì.

Rosmarino, A.L.
3 bicchierini da liquore al dì.

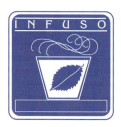

Rosolaccio, g 20 • **Salice** corteccia, g 10 • **Passiflora**, g 30 • **Biancospino**, g 30.
3 cucchiaini di miscela per 250 cc d'acqua bollente. Filtrare dopo 30 minuti di riposo. Bere 2 preparati al dì in più volte.

Cardo santo, g 5 • **Salvia**, g 10 • **Lavanda**, g 10 • **Arancio** scorza, g 20 • **Valeriana**, g 5.
3 cucchiaini di droghe in 400 cc di acqua a 50 °C. Filtrare dopo 1 ora. Bere 3 tazzine di preparato al dì.

Lattuga scariola, g 10 • **Tiglio** fiori, g 10 • **Camomilla**, g 20 • **Ambrosia**, g 40 • **Marrubio**, g 20.

2 cucchiaini di miscela in 200 cc d'acqua bollente. Filtrare dopo 15 minuti. Mielare. Bere lentamente 3 preparati al giorno.

Loto cornicolato, g 20 • **Meliloto** fiori, g 10 • **Rosolaccio**, g 5 • **Menta**, g 5 • **Biancospino**, g 5 • **Borsa del pastore**, g 20.
2 cucchiai da tavola di droghe per 1 l d'acqua bollente. Filtrare dopo 30 minuti. Bere 3-4 tazzine al dì.

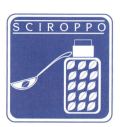

Biancospino, A.L.
4-5 cucchiai durante la giornata.

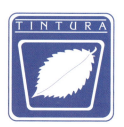

Cariofillata, A.L.
10 gocce in poca acqua, 3 volte al dì.

<u>Miscelare — ana parti — le tinture di:</u> **Trifoglio fibrino** • **Centaurea minore** • **Rosmarino** • **Valeriana**.
10 gocce in poca acqua, 3 volte al dì.

<u>Miscelare — ana parti — le tinture di:</u> **Cannella** • **Galanga** • **Genziana** • **Limone**.
10 gocce in poca acqua, 3 volte al dì.

Dermatite

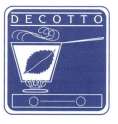

Tarassaco fiori, A.L.
Bollire 2 cucchiai di fiori in 300 cc di acqua per 2 minuti. Usare in lavaggi.

Ciliegio peduncoli, g 20 • **Noce** foglie, g 20 • **Fumaria**, g 10 • **Tarassaco** radice, g 20 • **Bardana**, g 30.

Bollire 3 cucchiai di piante in 500 cc di acqua per 5 minuti. Filtrare e usare in lavaggi.

Rosa *petali, g 20* • ***Prugnolo*** *foglie, g 10* • ***Rovo*** *foglie, g 10* • ***Lampone*** *foglie, g 15.*
Bollire, per 5 minuti, 3 cucchiai di miscela in 1 l d'acqua. Filtrare e usare in lavaggi.

Fragola *foglie, g 5* • ***Camomilla,*** *g 10* • ***Borragine,*** *g 15* • ***Noce,*** *g 20.*
3 cucchiaini di erbe in 300 cc di acqua. Bollire 2 minuti. Filtrare a freddo. 1 preparazione da bere in 2 volte.

Cicoria, *g 15* • ***Tarassaco,*** *g 15* • ***Orzo,*** *g 20* • ***Gramigna,*** *g 30.*
Bollire in 1 l d'acqua, per 3 minuti, 3 cucchiai di miscela. Filtrare dopo 2 ore. Bere 3 tazzine al giorno.

Viola mammola, *g 10* • ***Dulcamara,*** *g 15* • ***Fumaria,*** *g 10* • ***Sambuco*** *foglie, g 5* • ***Saponaria*** *radice, g 5.*
2 cucchiaini di erbe in 250 cc di acqua bollente. Filtrare a raffreddamento. 1 preparazione al giorno, al mattino.

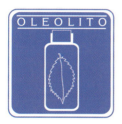

Iperico, A.L.
Uso topico.

Primola, A.L.
Uso topico.

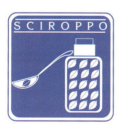

<u>Miscelare — ana parti — gli sciroppi di</u>: **Fumaria** • **Noce.**
3 cucchiai al giorno.

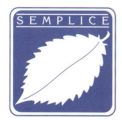

Tasso barbasso fiori, A.L.
Tritare e sovrapporre alla parte colpita.

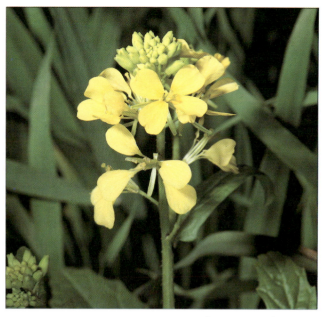

Cavolo (Brassica oleracea).

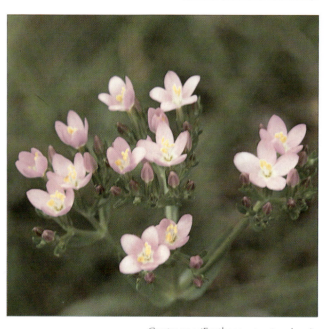

Centaurea (Erythraea centaurium).
Cicoria (Cichorium intybus).

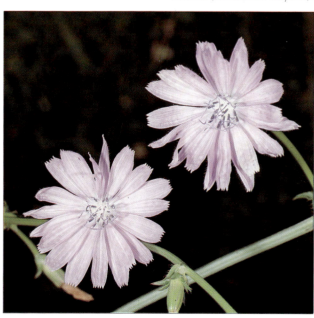

Erbe e salute

Timo, g 5
Tritare e sovrapporre alla parte colpita.

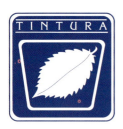

Miscelare — ana parti — le tinture di: **Edera terrestre • Genziana • Salice • Polio montano**.
5 gocce in acqua 4 volte al dì.

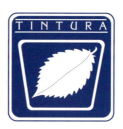

Jambul, A.L.
15 gocce, 2 volte al dì, in acqua.

Lupino, A.L.
20 gocce, 3 volte al dì, in acqua.

Diabete

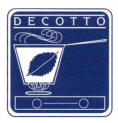

Mirtillo foglie, g 50 • **Luppolo**, g 20.
Bollire in 250 cc di acqua 2 cucchiaini di miscela per 2 minuti. Filtrare dopo 30 minuti. 3 preparati al dì.

Noce foglie, g 20 • **Eucalipto**, g 10 • **Borsa del pastore**, g 5.
Bollire in 250 cc di acqua 2 cucchiaini di miscela per 2 minuti. Filtrare dopo 30 minuti. 3 preparati al dì.

Carciofo, g 15 • **Bistorta** radice, g 10 • **Galega**, g 20 • **Eucalipto**, g 15.
Bollire in 250 cc di acqua 2 cucchiaini di miscela per 2 minuti. Filtrare dopo 30 minuti. 3 preparati al dì.

Carciofo, g 20 • **Mirtillo** foglie, g 15 • **Ortica**, g 10.
Bollire in 250 cc di acqua 2 cucchiaini di miscela per 2 minuti. Filtrare dopo 30 minuti. 3 preparati al dì.

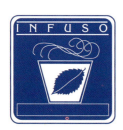

Lupino semi, A.L.
Tostare i semi. Preparare un'infusione a mo' di caffè. Più tazze al giorno.

Diarrea

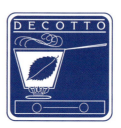

Assenzio, g 5 • **Salicaria**, g 10 • **Centinodio**, g 10 • **Achillea**, g 20 • **Salvia**, g 5.
Bollire 3 cucchiai di piante in 1 l d'acqua per 5 minuti. Filtrare dopo 30 minuti. Bere a tazzine più volte al dì.

Mirtillo bacche, g 15 • **Nespolo** foglie, g 15 • **Quercia** foglie, g 10 • **Maggiorana**, g 5 • **Bistorta** radice, g 30.
Bollire 3 cucchiai di piante in 1 l d'acqua per 5 minuti. Filtrare dopo 30 minuti. Bere a tazzine più volte al dì.

Cinquefoglio, g 15 • **Tormentilla**, g 20 • **Fragola** radice, g 5 • **Alchemilla** foglie, g 20 • **Melograno** scorza, g 30.
Bollire 3 cucchiai di piante in 1 l d'acqua per 5 minuti. Filtrare dopo 30 minuti. Bere a tazzine più volte al dì.

Timo, g 15 • **Canapa acquatica** foglie, g 10 • **Trifoglio fibrino**, g 15 • **Noce** foglie, g 40 • **Salice** corteccia, g 30.
Bollire 3 cucchiai di piante in 1 l d'acqua per 5 minuti. Filtrare dopo 30 minuti. Bere a tazzine più volte al dì.

Agrimonia, g 20 • **Rovo**, g 5 • **Lampone**, g 5 • **Salicaria**, g 30 • **Alchemilla**, g 30 • **Castagno** foglie, g 20.
Bollire 4 cucchiai di erbe in 1 l d'acqua per 10 minuti a fuoco lento. Usare a cucchiai più volte durante la giornata dopo aver filtrato a raffreddamento.

Cariofillata radice, g 5 • **Fragola** radice, g 5 • **Achillea**, g 15 • **Centinodio**, g 15 • **Pelosella**, g 20.

Bollire 4 cucchiai di erbe in 1 l d'acqua per 10 minuti a fuoco lento. Usare a cucchiai più volte durante la giornata dopo aver filtrato a raffreddamento.

Rosa *foglie, g 20* • ***Nespolo*** *foglie, g 20* • ***Mirto****, g 10* • ***Melograno*** *scorza, g 30.*
Bollire 4 cucchiai di erbe in 1 l d'acqua per 10 minuti a fuoco lento. Usare a cucchiai più volte durante la giornata dopo aver filtrato a raffreddamento.

Borsa del pastore*, g 10* • ***Rovo*** *radice, g 10* • ***Romice crespo*** *radice, g 20.*
2 cucchiaini di piante per 200 cc di acqua. Bollire 2 minuti. Filtrare dopo 30 minuti. Bere 2 preparati al giorno.

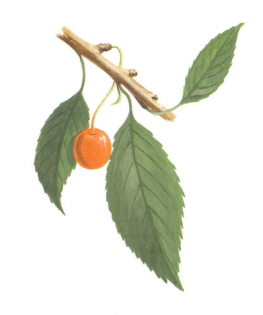

Ciliegio (Prunus avium).

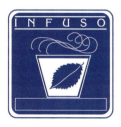

Crespino *frutti, g 50* • ***Epilobio****, g 30* • ***Pelosella****, g 20.*
Infondere in 250 cc d'acqua bollente 3 cucchiaini di mistura. Filtrare dopo 1 ora. Bere 2-3 preparati al giorno.

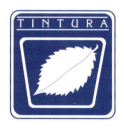

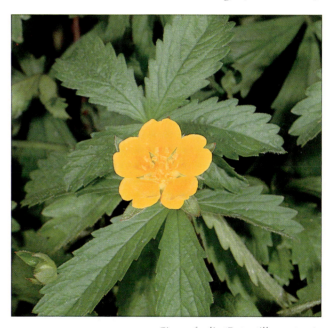

Cinquefoglio (Potentilla reptans).

Cipolla (Allium cepa).

Mirtillo *bacche, A.L.*
10 gocce in acqua 3-4 volte al dì.

Salicaria*, A.L.*
10 gocce in acqua 3-4 volte al dì.

Castagno *corteccia, A.L.*
10 gocce in acqua 3-4 volte al dì.

Melograno *scorza, A.L.*
10 gocce in acqua 3-4 volte al dì.

Quercia*, A.L.*
20 gocce in acqua più volte al giorno.

Achillea*, A.L.*
20 gocce in acqua più volte al giorno.

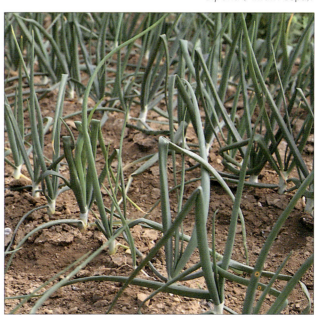

Dismenorrea

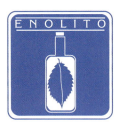

Artemisia, A.L.
2 bicchierini al dì.

Matricaria, A.L.
2 bicchierini al dì.

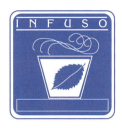

Ginepro bacche, g 30 • **Achillea**, g 10 • **Cardo santo**, g 5 • **Farfara**, g 10.
2 cucchiaini di miscela per 150 cc d'acqua bollente. Filtrare dopo 30 minuti. Bere 2 preparati al giorno.

Artemisia, g 5 • **Luppolo**, g 10 • **Centinodio**, g 5 • **Camomilla**, g 5.
5 cucchiaini di erbe in 500 cc di acqua bollente. Filtrare dopo 1 ora. Bere, nella giornata, 2 tazzine di preparato.

Cardo santo, g 5 • **Centaurea minore**, g 5 • **Carciofo**, g 10 • **Finocchio** semi, g 10.
2 cucchiaini di miscela per 150 cc d'acqua bollente. Filtrare dopo 30 minuti. Bere 2 preparati al giorno.

Ana parti: **Finocchio** semi • **Aneto** semi • **Carota** semi • **Coriandolo** semi.
3 cucchiaini di miscela per 150 cc d'acqua bollente. Filtrare dopo 10 minuti. Bere 2 preparati al giorno.

Cappero, g 10 • **Salvia**, g 5 • **Finocchio** semi, g 20 • **Achillea**, g 5 • **Coriandolo** semi, g 20.
2 cucchiaini di miscela per 150 cc d'acqua bollente. Filtrare dopo 30 minuti. Bere 2 preparati al giorno.

Marrubio, g 5 • **Camomilla**, g 15 • **Ortica** semi, g 30 • **Liquirizia**, g 20.
3 cucchiaini di erbe in 300 cc di acqua bollente. Filtrare dopo 1 ora. Bere nella giornata 3 tazzine di preparato.

Borsa del pastore, g 5 • **Menta**, g 5 • **Ruta**, g 2 • **Prezzemolo** semi, g 5.
2 cucchiaini di miscela per 150 cc d'acqua bollente. Filtrare dopo 30 minuti. Bere 2 preparati al giorno.

Marrubio, g 10 • **Timo**, g 5 • **Camomilla**, g 15 • **Borsa del pastore**, g 5.
2 cucchiaini di miscela per 150 cc d'acqua bollente. Filtrare dopo 30 minuti. Bere 2 preparati al giorno.

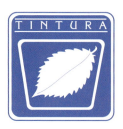

Ruta, A.L.
5 gocce in poca acqua zuccherata, 1-2 volte al dì.

A.L.: **Artemisia** • **Farfara** • **Rosmarino** • **Angelica**.
5 gocce in acqua 3 volte al giorno.

Distorsione

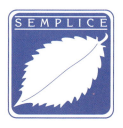

Consolida polpa, A.L.
Applicare sulla distorsione.

Ana parti: **Cipolla** polpa • **Semprevivo** polpa • **Risetto** polpa.
Applicare sulla distorsione

Ana parti: **Lattuga** • **Piantaggine** • **Achillea**.
Tritare finemente e applicare.

Ana parti: **Pioppo** foglie • **Giusquiamo** foglie • **Licnide** • **Ontano** foglie.
Tritare finemente e applicare.

Parietaria, A.L.
Tritare finemente e applicare.

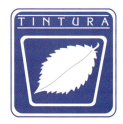

Arnica, A.L.

Applicare panni inumiditi con la miscela di 1 parte di tintura e 2 parti di acqua.

Consolida, A.L.
Applicare panni inumiditi col preparato.

Ecchimosi

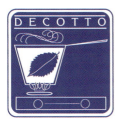

Timo, g 10 • *Santoreggia,* g 10 • *Achillea,* g 20.
Bollire 3 cucchiai di erbe in 400 cc d'acqua per 2 minuti. Filtrare, inumidire col preparato delle faldelle e sovrapporle.

Lavanda, g 15 • *Consolida,* g 15 • *Romice,* g 10 • *Rosmarino,* g 20 • *Quercia,* g 10.
Bollire 2 cucchiai di miscela in 500 cc di acqua per 3 minuti. Filtrare a raffreddamento. Sovrapporre alla parte panni inumiditi di decozione.

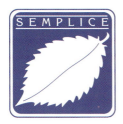

Ana parti: *Agrimonia* • *Achillea.*
Tritare finemente le piante fresche e sovrapporle alla ecchimosi. Rinnovare spesso.

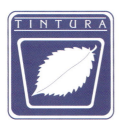

Arnica , A.L.
Diluire 1 parte di tintura in 2 di acqua. Applicare sulla ecchimosi panni intrisi del composto.

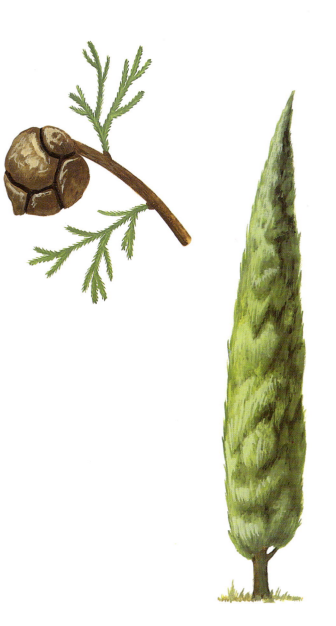

Cipresso (Cupressus sempervirens).
Consolida (Symphytum officinale).

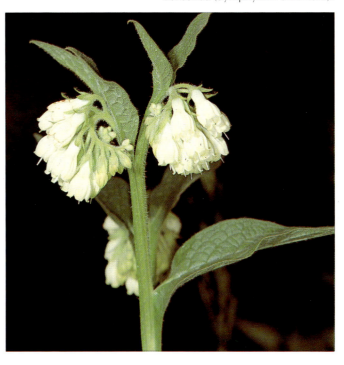

<u>Miscelare — ana parti — le tinture di:</u> **Arnica** • **Sigillo di Salomone** • **Timo**.
Diluire 1 parte di miscela in 2 parti di acqua. Applicare sulla ecchimosi panni intrisi del composto.

Tamaro, A.L.
Diluire 1 parte di tintura in 2 di acqua. Applicare sulla ecchimosi panni intrisi del composto.

Eczema seborroico

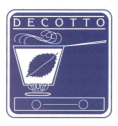

Fumaria, g 5 • **Saponaria**, g 5 • **Centaurea**, g 10.
Bollire in 1 l d'acqua 3 cucchiai da tavola di piante, per 3 minuti. Filtrare dopo 1 ora. Usare in bagnatura.

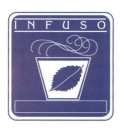

Fumaria, g 15 • **Olmo**, g 15 • **Nocciolo**, g 20 • **Sambuco**, g 10.
2 cucchiaini in 200 cc d'acqua bollente. Riposo 20 minuti. 3 preparati al dì.

Nocciolo, g 20 • **Noce**, g 10 • **Bardana**, g 10 • **Spirea olmaria**, g 10 • **Dulcamara**, g 10.
2 cucchiaini in 200 cc d'acqua bollente. Riposo 20 minuti. 3 preparati al dì.

Piantaggine, g 20 • **Ononide**, g 15 • **Romice crespo**, g 10 • **Sambuco**, g 15 • **Salvia**, g 20.
3 cucchiaini di miscela in 250 cc d'acqua bollente. Riposo 15 minuti. Bere 2 preparati al dì.

Canapa acquatica, g 10 • **Ginepro** bacche, g 20 • **Sedano** semi, g 10 • **Artemisia**, g 5 • **Viola mammola**, g 5.
3 cucchiaini di miscela in 250 cc d'acqua bollente. Riposo 15 minuti. Bere 2 preparati al dì.

Cicoria, g 15 • **Tarassaco**, 15 • **Orzo**, g 20 • **Mugo** aghi, g 10 • **Viola mammola**, g 10.
3 cucchiaini di miscela in 250 cc d'acqua bollente. Riposo 15 minuti. Bere 2 preparati al dì.

Borsa del pastore, g 5 • **Polmonaria**, g 20 • **Centaurea minore**, g 5 • **Camomilla**, g 10 • **Pino** aghi, g 20.
3 cucchiai di miscela in 500 cc d'acqua bollente. Filtrare dopo 1 ora. Bere 3 tazzine di preparato al dì.

Fieno greco, A.L.
2 cucchiaini per 150 cc d'acqua a 50 °C. Filtrare a freddo. Bere 2 preparati al giorno.

Menta, g 20 • **Saponaria**, g 10 • **Olmo**, g 20 • **Piantaggine**, g 25 • **Luppolo**, g 15 • **Spirea olmaria**, g 20.
Portare a ebollizione 1 l d'acqua. Porre poi in esso a macerare, fino a raffreddamento, 2 cucchiai da tavola di erbe. Filtrare e usare in bagni.

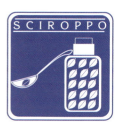

Nocciolo, A.L.
4 cucchiai al dì.

Noce, A.L.
4 cucchiai al dì.

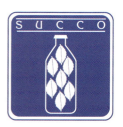

Crescione, a.l
4 cucchiai al giorno.

Ortica succo, A.L.
4 cucchiai al dì.

Cavolo succo, A.L.
3 cucchiaini al dì.

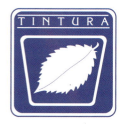

<u>Miscelare — ana parti — le tinture di:</u> **Dulcamara** • **Spirea olmaria** • **Viola mammola** • **Ortica** • **Luppolo**.

10 gocce in poca acqua 3 volte al dì.

Aloè, A.L.
5 gocce 4 volte al giorno in acqua.

Efelidi

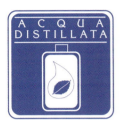

Sambuco fiori, A.L.
Lavaggi più volte al giorno.

Fumaria, A.L.
Lavaggi più volte al giorno.

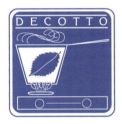

Lupino farina, A.L.
Far bollire in 500 cc di acqua, per 2 minuti, 1 cucchiaio di farina. Filtrare a freddo. Usare per lavaggi.

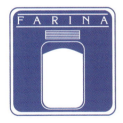

Soia farina, A.L.
Miscelare a piacere una certa quantità di farina con acqua e applicare la pasta. Maschera di 1 ora.

Avena farina, A.L.
Miscelare a piacere una certa quantità di farina con acqua ed applicare la pasta. Maschera di 1 ora.

Fieno greco farina, A.L.
Miscelare una quantità idonea di farina con miele per ottenere una pasta omogenea di giusta densità. Applicare come maschera per almeno 1 ora.

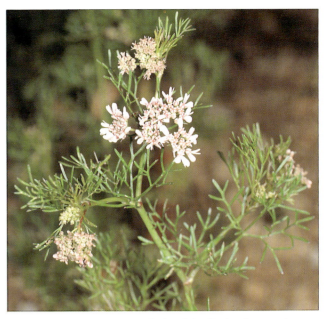

Coriandolo (Coriandrum sativum).

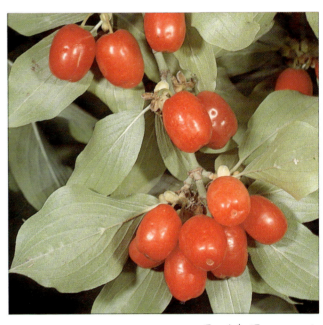

Corniolo (Cornus mas).
Cotogno (Cydonia vulgaris).

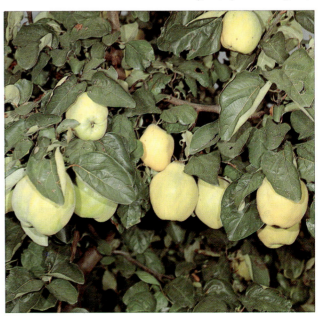

Erbe e salute

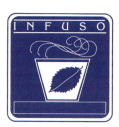

Tarassaco fiori, A.L.
Infondere 3 cucchiaini di fiori in 300 cc di acqua a 40 °C. Filtrare dopo 20 minuti. Effettuare lavaggi.

<u>Ana parti</u>: **Malva • Luppolo • Cariofillata.**
3 cucchiaini di fiori in 300 cc di acqua a 40 °C. Filtrare dopo 20 minuti. Effettuare lavaggi.

Emicrania

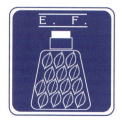

<u>Miscelare gli E.F. di:</u> **Angelica**, 2 parti • **Salvia**, 1 parte • **Menta**, 1 parte • **Cannella**, 1/2 parte • **Balsamite**, 2 parti • **Noce moscata**, 1/2 parte.
3 cucchiaini 3 volte al giorno in poca acqua.

<u>Miscelare — ana parti — gli E. F. di:</u> **Arancio • Limone • Camomilla • Melissa.**
2 cucchiaini 3 volte al dì in poca acqua.

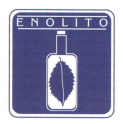

Calamo aromatico, A.L.
3 bicchierini da liquore al giorno.

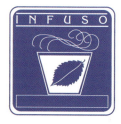

Achillea, g 10 • **Marrubio**, g 15 • **Ruta**, g 5 • **Alchemilla**, g 15.
3 cucchiaini di miscela in 250 cc d'acqua. Filtrare dopo 20 minuti. 2 preparati al giorno, bevuti lentamente.

Salice foglie, g 5 • **Menta**, g 10 • **Spirea olmaria**, g 20 • **Balsamite**, g 20.
3 cucchiaini di miscela in 250 cc d'acqua. Filtrare dopo 20 minuti. 2 preparati al giorno, bevuti lentamente.

Achillea, g 15 • **Timo**, g 5 • **Ononide**, g 5 • **Lavanda**, g 15 • **Camomilla**, g 15.
1 cucchiaino di piante in 150 cc d'acqua bollente. Filtrare dopo 15 minuti. Bere 2 preparati al giorno.

Trifoglio fibrino, g 10 • **Calamo aromatico**, g 5 • **Menta**, g 10 • **Basilico**, g 10 • **Timo**, g 5 • **Coriandolo** semi, g 20.
3 cucchiai da tavola di miscuglio in 500 cc d'acqua calda a 40 °C. Filtrare dopo 1 ora. Bere 3 tazzine al dì.

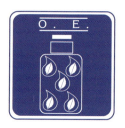

Rosmarino, A.L.
2 gocce su zolletta di zucchero. 3 zollette al dì.

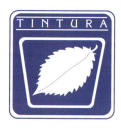

Nigella, A.L.
20 gocce in acqua al mattino.

Melissa, A.L.
10 gocce in acqua 3 volte al dì.

Menta, A.L.
10 gocce 4 volte al giorno in acqua. Fare leggere frizioni sulle tempie.

<u>Miscelare — ana parti — le tinture di:</u> **Calamo aromatico • Genziana • Anice.**
10 gocce 4 volte al giorno in acqua. Fare leggere frizioni sulle tempie.

<u>Miscelare le tinture di:</u> **Carciofo**, 1 parte • **Cariofillata**, 1/2 parte • **Centaurea minore**, 1/2 parte.
10 gocce 4 volte al giorno in acqua. Con la tintura fare leggere frizioni sulle tempie.

Miscelare — ana parti — le tinture di: **Angelica • Arancio • Limone • Camomilla.**
15 gocce in poca acqua 3-4 volte al dì.

Miscelare — ana parti — le tinture di: **Biancospino • Fumaria • Cardo santo • Basilico.**
15 gocce in poca acqua 3-4 volte al dì.

Rosmarino, A.L.
20 gocce in poca acqua 4-5 volte al giorno.

Emorroidi

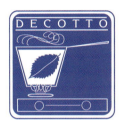

Bistorta, g 30 • **Alchemilla,** g 25 • **Rovo,** g 15 • **Lampone,** g 15 • **Achillea,** g 30.
Bollire in 3 l d'acqua per 5 minuti, 5 cucchiai di miscela. Filtrare a freddo. Usare per semicupio.

Achillea, g 15 • **Ippocastano** foglie, g 10 • **Cipresso** galbuli, g 20 • **Tarassaco** radice, g 10 • **Frangula,** g 10.
Bollire 3 cucchiaini di erbe in 200 cc d'acqua per 2 minuti. Filtrare dopo 30 minuti. Bere in 2 riprese durante il giorno.

Fieno greco semi, g 20 • **Lino** semi, g 10 • **Ononide,** g 10 • **Cipresso** foglie, g 20.
Bollire 3 cucchiaini di erbe in 200 cc d'acqua per 2 minuti. Filtrare dopo 30 minuti. Bere in 2 riprese durante il giorno.

Rovo, g 30 • **Ippocastano** foglie, g 10 • **Achillea,** g 30.
Decotto in 300 cc di acqua di 3 cucchiaini di erbe. Filtrare dopo 1 ora. Bere in 2 volte.

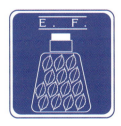

Miscelare gli E. F. di: **Ippocastano,** 1 parte • **Pervinca,** 2 parti • **Susino** foglie, 1 parte.
1 cucchiaino in poca acqua 3 volte al giorno.

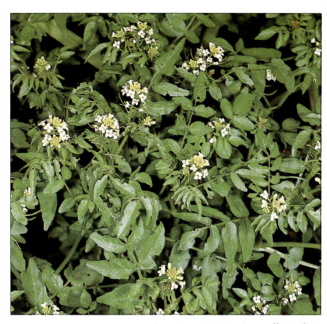

Crescione (Nasturtium officinale).

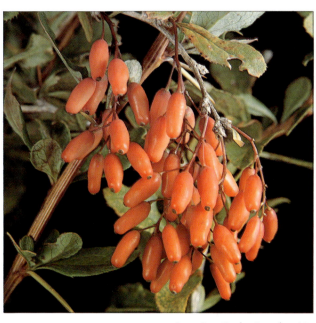

Crespino (Berberis vulgaris).
Dentaria (Dentaria enneaphyllos).

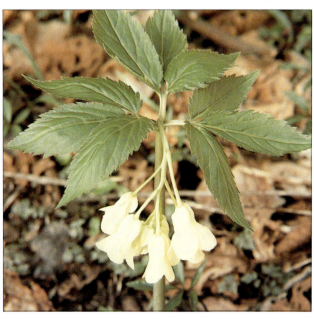

Erbe e salute

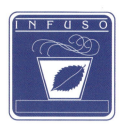

Tasso barbasso, g 25 • **Lampone**, g 15 • **Malva**, g 15 • **Viola mammola**, g 10.
2 cucchiaini per 150 cc di acqua calda a 50 °C. Filtrare dopo 20 minuti. Bere 3 preparati al dì.

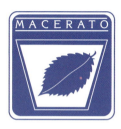

Altea, g 15 • **Malva**, g 20 • **Lavatera**, g 25.
Macerare in 5 l d'acqua a temperatura ambiente, 5 cucchiai di miscela, per 12 ore. Filtrare ed effettuare semicupi.

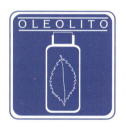

Scrofularia, A.L.
Usare sui noduli emorroidali dolorosi. Più applicazioni.

Linaria, A.L.
Usare sui noduli emorroidali dolorosi. Più applicazioni.

Linaiola, A.L.
Usare sui noduli emorroidali dolorosi. Più applicazioni.

Melanzana, A.L.
Usare sui noduli emorroidali dolorosi. Più applicazioni.

Giusquiamo, A.L.
Usare sui noduli emorroidali dolorosi. Più applicazioni.

Favagello, A.L.
Usare sui noduli emorroidali dolorosi. Più applicazioni.

Ombelico di Venere, A.L.
Usare sui noduli emorroidali dolorosi. Più applicazioni.

Semprevivo, A.L.
Usare sui noduli emorroidali dolorosi. Più applicazioni.

Pioppo gemme, A.L.
Usare sui noduli emorroidali dolorosi. Più applicazioni.

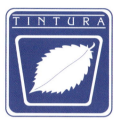

Cipresso, A.L.
10 gocce in acqua 3-4 volte al dì.

Achillea, A.L.
10 gocce in acqua 3-4 volte al dì.

Cinquefoglio, A.L.
10 gocce in acqua 3-4 volte al dì.

<u>Miscelare — ana parti — le tinture di:</u> **Erba luigia** • **Borsa del pastore** • **Anserina** • **Corniolo**.
20 gocce in poca acqua mattino e sera.

Enterite infantile

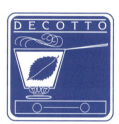

Alchemilla, g 20 • **Rovo**, g 10.
Bollire 2 cucchiaini in 100 cc d'acqua per 2 minuti. Filtrare dopo mezzora e dare a cucchiaini più volte al giorno.

Quercia foglie, g 15 • **Rosa** foglie, g 10 • **Achillea**, g 20 • **Centinodio**, g 20 • **Cinquefoglio**, g 25.
Bollire in 300 cc d'acqua 3 cucchiaini di piante per 3 minuti. Riposo 15 minuti. Filtrare e somministrare a cucchiaini più volte al dì.

Achillea, g 25 • **Piantaggine**, g 15 • **Farfara**, g 15.
Bollire in 300 cc d'acqua 3 cucchiaini di piante per 3 minuti. Riposo 15 minuti. Filtrare e somministrare a cucchiaini più volte al dì.

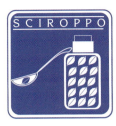

Salicaria, A.L.
2-3 cucchiaini al giorno.

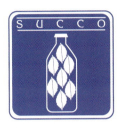

Cavolo, A.L.
2 cucchiaini durante la giornata.

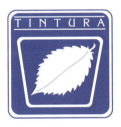

Salicaria, A.L.
5 gocce in acqua 3 volte al dì.

Mirtillo bacche, A.L.
10 gocce 3 volte al dì.

Enterocolite

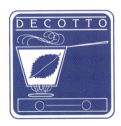

Achillea, g 20 • **Piantaggine**, g 10 • **Farfara**, g 15 • **Rovo**, g 10.
Bollire in 400 cc di acqua 3 cucchiaini di erbe, per 5 minuti. Filtrare e bere tutto in 2 volte nella giornata.

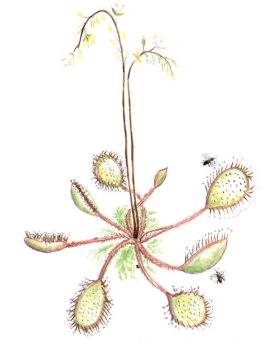

Drosera (Drosera rotundifolia).

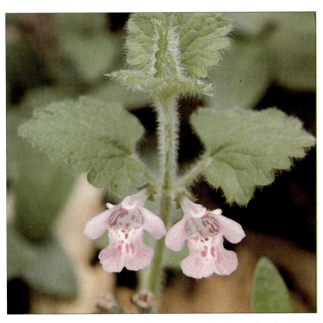

Edera terrestre (Glechoma hedearcea).
Elicriso (Helychrysum italicum).

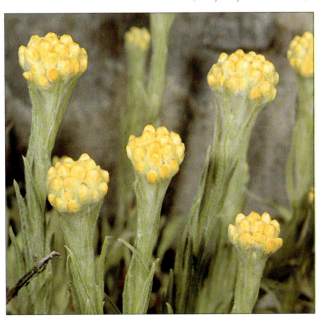

Erbe e salute

Enuresi

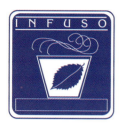

Salicaria, g 10 • **Malva,** g 154 • **Altea,** g 15 • **Arancio** fiori, g 20.
2 cucchiaini di miscela per 200 cc d'acqua bollente. Filtrare dopo 15 minuti. Bere 2 preparati al giorno.

Fieno greco semi, g 20 • **Enula** radice, g 15 • **Coriandolo** semi, g 5.
3 cucchiaini di miscela per 200 cc d'acqua bollente. Filtrare dopo 20 minuti. Bere 2 preparati al giorno.

Frangola, g 5 • **Alchemilla,** g 5 • **Tarassaco,** g 10 • **Lavatera,** g 20.
2 cucchiaini di miscela in 150 cc d'acqua a 40 °C. Riposo 15 minuti. Bere più tazzine di preparato.

Ortica foglie, g 20 • **Centinodio,** g 5 • **Alloro,** g 10 • **Malva,** g 10.
2 cucchiaini di miscela per 200 cc d'acqua bollente. Filtrare dopo 15 minuti. Bere 2 preparati al giorno.

Finocchio semi, g 10 • **Coriandolo** semi, g 10 • **Timo,** g 5 • **Menta,** g 10.
3 cucchiaini di miscela in 200 cc d'acqua a 50 °C. Riposo 15 minuti. Bere più tazzine di preparato.

Marrubio, g 10 • **Enula,** g 10 • **Ioseride** radice, g 10 • **Menta,** g 5 • **Cariofillata,** g 5.
3 cucchiaini di miscela per 200 cc d'acqua bollente. Filtrare dopo 20 minuti. Bere 2 preparati al giorno.

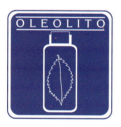

Camomilla, A.L.
1/2 cucchiaino con poco zucchero, 2 volte al dì.

Timo, A.L.
1/2 cucchiaino con poco zucchero, 2 volte al dì.

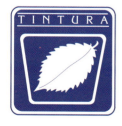

Mirtillo, A.L.
20 gocce in acqua 3 volte al dì.

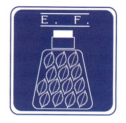

Miscelare gli E. F. di: **Bistorta,** 2 parti • **Iperico,** 2 parti • **Achillea,** 1 parte • **Ortica,** 1 parte.
2 cucchiaini in acqua a metà mattino e 2 ore prima di coricarsi. Si consiglia durante il giorno di bere qualche tazzine di infuso di ortica.

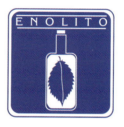

Bistorta, A.L.
3 bicchierini al giorno, distanziati.

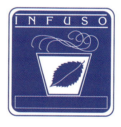

Iperico, A.L.
2 cucchiaini di erba in 150 cc d'acqua bollente. Filtrare dopo 15 minuti. Bere 3 preparati al dì.

Ortica, A.L.
3 cucchiaini di erba in 200 cc d'acqua bollente. Filtrare dopo 15 minuti. Bere 3 preparati al dì.

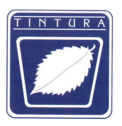

Miscelare — ana parti — le tinture di: **Luppolo** • **Lattuga scariola** • **Iperico** • **Noce.**

1 cucchiaino di miscela in 100 cc di acqua tiepida. Sorbire 1 ora prima del riposo.

Miscelare le tinture di: **Achillea,** *1 parte* • **Valeriana,** *1/2 parte* • **Romice crespo,** *1 parte* • **Luppolo,** *1/2 parte.*
20 gocce in poca acqua, 3 volte al dì.

Epistassi

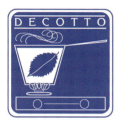

Equiseto, *g 10* • **Ortica,** *g 15.*
Bollire 2 cucchiaini di piante in 150 cc d'acqua per 3 minuti. Raffreddare e filtrare. Bere 1 preparato al dì.

Cotogno *foglie, g 10* • **Quercia** *foglie, g 15.*
Bollire 2 cucchiaini di piante in 150 cc d'acqua per 3 minuti. Raffreddare e filtrare. Bere 1 preparato al dì.

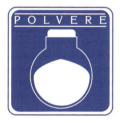

Sambuco *foglie, A.L.*
Aspirare la polvere.

Equiseto*, A.L.*
Aspirare la polvere.

Piantaggine*, A.L.*
Aspirare la polvere.

Quercia *galle, A.L.*
Aspirare la polvere.

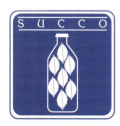

Ortica, *A.L.*
Introdurre nelle narici del cotone imbevuto del succo.

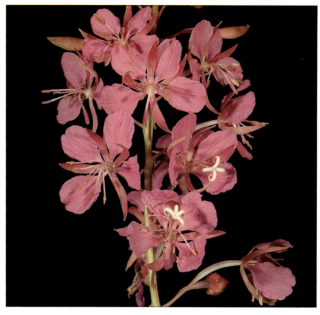

Epilobio (Epilobium angustifolium).

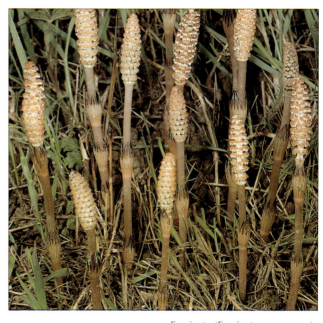

Equiseto (Equisetum arvense).
Erba luigia (Lippia citriodora).

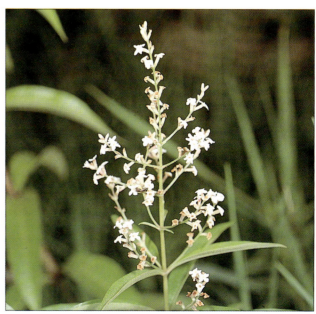

Erbe e salute

Milzadella*, A.L.*
Introdurre nelle narici del cotone imbevuto del succo.

Eritema

Eritema nodoso

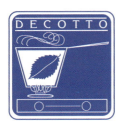

Noce *foglie, g 20* • ***Alchemilla****, g 10* • ***Bardana****, g 15* • ***Cinquefoglio****, g 20.*
2 cucchiaini di erbe in 100 cc di acqua. Bollitura 2 minuti. Filtraggio a freddo. Bere 2 tazzine in 1 ora.

Salice*, g 15* • ***Iperico****, g 20* • ***Saponaria****, g 10* • ***Liquirizia****, g 20.*
3 cucchiai di erbe in 1 l d'acqua per 5 minuti. Filtrare spremendo bene il residuo. Bere tutto in giornata in più riprese.

Cipresso *foglie, g 5* • ***Mugo*** *foglie, g 10* • ***Salice*** *foglie, g 10* • ***Ginepro*** *bacche, g 10.*
3 cucchiaini di erbe in 200 cc di acqua. Bollitura 3 minuti. Filtraggio a freddo. Bere 2 tazzine in 1 ora.

Achillea*, g 10* • ***Betulla****, g 20* • ***Noce*** *foglie, g 15* • ***Cipresso*** *galbuli, g 10* • ***Ippocastano*** *foglie, g 15.*
Bollire in 200 cc di acqua, per 2 minuti, 2 cucchiaini di miscela. Filtrare a freddo. Bere 3 tazzine di preparato.

Agrimonia*, g 10* • ***Liquirizia****, g 10* • ***Camedrio****, g 15* • ***Menta****, g 5* • ***Noce*** *foglie, g 5.*
2 cucchiaini di erbe in 100 cc di acqua. Bollitura 2 minuti. Filtraggio a freddo. Bere 2 tazzine in 1 ora.

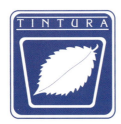

<u>Ana parti:</u> **Ippocastano** • **Achillea** • **Noce**.
15 gocce 3 volte al giorno con un po' d'acqua.

Eritema solare

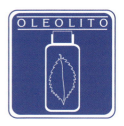

Iperico*, A.L.*
Umettare la zona di pelle esposta ai raggi solari.

Giglio*, A.L.*
Umettare la zona di pelle esposta ai raggi solari.

Piantaggine*, A.L.*
Emulsionare a piacere con acqua di calce 2° e sovrapporre.

Erpete

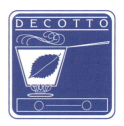

Farfara*, g 20* • ***Prugnolo*** *foglie, g 5* • ***Uva spina*** *foglie, g 10* • ***Nocciolo*** *foglie, g 10* • ***Marrubio****, g 10.*
3 cucchiaini di miscela in 300 cc d'acqua. Bollitura 2 minuti. Filtraggio a freddo. Bere 2 tazzine di decotto al dì.

Betulla*, g 30* • ***Verga d'oro****, g 20* • ***Ononide****, g 10* • ***Viola mammola****, g 5.*
Bollire 4 cucchiai di erbe in 1 l d'acqua per 10 minuti a fuoco lento. Usare a cucchiai più volte durante la giornata dopo aver filtrato a raffreddamento.

Tarassaco*, g 30* • ***Cicoria****, g 20* • ***Genziana****, g 5* • ***Liquirizia****, g 10.*
2 cucchiaini di piante per 200 cc di acqua . Bollire 2 minuti. Filtrare dopo 30 minuti. Bere 2 preparati al giorno.

Bardana*, g 15* • ***Fumaria****, g 10* • ***Saponaria****, g 5* • ***Ononide****, g 25.*
3 cucchiaini di miscela in 300 cc d'acqua. Bollitura 2 minuti. Filtraggio a freddo. Bere 2 tazzine di decotto al dì.

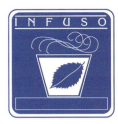

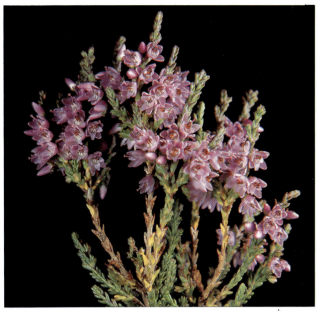

Sambuco foglie, g 20 • **Veronica,** g 10 • **Verga d'oro,** g 15 • **Ortica,** g 20.
2 cucchiaini di miscela per 200 cc d'acqua bollente. Filtrare dopo 15 minuti. Bere 2 preparati al giorno.

Olmo, g 10 • **Cicoria,** g 15 • **Ginepro,** g 20 • **Dulcamara,** g 10 • **Ortica,** g 15.
2 cucchiaini per 150 cc di acqua calda a 50 °C. Filtrare dopo 20 minuti. Bere 3 preparati al dì.

Erica (Erica vulgaris).

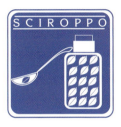

Noce, A.L.
4 cucchiai al dì.

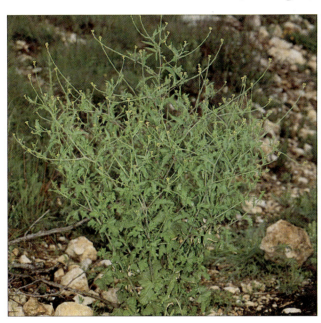

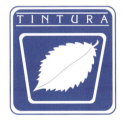

Erisimo (Sysimbrium officinale).
Eucalipto (Eucalyptus globulus).

Ribes, A.L.
15 gocce 2 volte al giorno

Cardo mariano, A.L.
15 gocce 2 volte al giorno

<u>Miscelare — ana parti — le tinture di:</u> **Piantaggine • Fumaria • Noce.**
15 gocce 2 volte al giorno

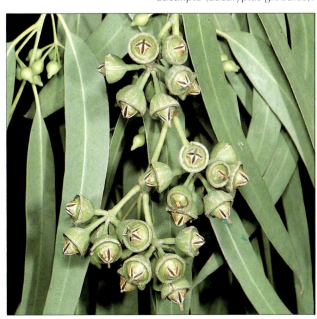

ERPETE ❖ 59

Eruttazioni

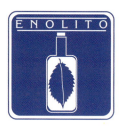

Rosmarino, A.L.
2 bicchierini da liquore dopo i pasti.

Timo, A.L.
2 bicchierini da liquore dopo i pasti.

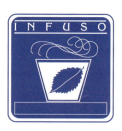

Trifoglio fibrino, g 5 • **Polio montano**, g 15 • **Tarassaco** radice, g 20 • **Cicoria** radice, g 10 • **Coriandolo** semi, g 20.
3 cucchiaini di miscela in 150 cc d'acqua bollente. Riposare 2 minuti. Filtrare e bere, senza zuccherare, dopo ogni pasto.

Artemisia, g 5 • **Timo**, g 5 • **Menta**, g 10 • **Erba luigia**, g 20 • **Origano**, g 5.
2 cucchiaini in 200 cc d'acqua bollente. Riposo 20 minuti. 3 preparati al dì.

Tiglio fiori, g 10 • **Arancio** fiori, g 10 • **Arancio** scorza, g 5 • **Cannella**, g 2.
2 cucchiaini in 100 cc d'acqua bollente. Riposo 25 minuti. 3 preparati al dì.

Sedano semi, g 10 • **Prezzemolo** semi, g 5 • **Levistico** foglie, g 15.
2 cucchiaini per 150 cc di acqua calda a 50 °C. Filtrare dopo 20 minuti. Bere 3 preparati al dì.

Lavanda, g 10 • **Rosmarino**, g 20 • **Salvia**, g 5 • **Angelica**, g 20.
3 cucchiai da tavola di miscuglio in 500 cc d'acqua calda a 40 °C. Filtrare dopo 1 ora. Bere 3 tazzine al dì.

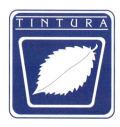

Miscelare — ana parti — le tinture di: **Coriandolo • Finocchio • Cumino.**
10 gocce in acqua dopo i pasti.

Miscelare — ana parti — le tinture di: **Carvi • Menta • Calamo aromatico.**
10 gocce in acqua dopo i pasti.

Miscelare — ana parti — le tinture di: **Anice • Coriandolo.**
10 gocce in acqua dopo i pasti.

Faringite

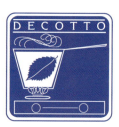

Rovo, g 20 • **Lampone**, g 10 • **Quercia** foglie, g 20 • **Prugnolo** foglie, g 15.
Bollire in 3 l d'acqua, per 5 minuti, 5 cucchiai di miscela. Filtrare a freddo. Usare per gargarismi.

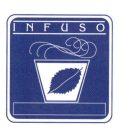

Eucalipto, g 10 • **Origano**, g 5 • **Achillea**, g 15 • **Piantaggine**, g 15.
3 cucchiai da tavola di miscuglio in 500 cc d'acqua calda a 40 °C. Filtrare dopo 1 ora. Fare gargarismi.

Ginepro bacche, g 30 • **Lavanda**, g 15 • **Origano**, g 5 • **Maggiorana**, g 5.
3 cucchiai da tavola di miscuglio in 500 cc d'acqua calda a 40 °C. Filtrare dopo 1 ora. Effettuare gargarismi.

Tasso barbasso, g 15 • **Prugnolo**, g 5 • **Rovo**, g 10 • **Achillea**, g 15 • **Agrimonia**, g 25 • **Liquirizia**, g 10 • **Polipodio**, g 20.
3 cucchiai da tavola di miscuglio in 500 cc d'acqua calda a 50 °C. Filtrare dopo 1 ora. Bere 3 tazzine al dì ed effettuare gargarismi.

Mugo coni, g 50 • **Mugo** aghi, g 10 • **Eucalipto**, g 10.
2 cucchiaini per 150 cc di acqua calda a 50 °C. Filtrare dopo 20 minuti. Bere 3 preparati al dì.

Rosa petali, A.L.
2 cucchiaini di petali in 150 cc di acqua a 30 °C. Lasciare raffreddare e colare. Aggiungere miele e bere. 3 preparati al giorno.

Agrimonia, g 15 • **Erisimo,** g 15 • **Dentaria,** g 5
2 cucchiaini in 100 cc d'acqua bollente. Riposo 25 minuti. 2 preparati al dì.

Polmonaria, g 20 • **Primola** fiori, g 20 • **Viola mammola,** g 10 • **Salvia,** g 5 • **Menta,** g 10.
2 cucchiaini per 150 cc di acqua calda a 50 °C. Filtrare dopo 20 minuti. Bere 3 preparati al dì.

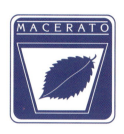

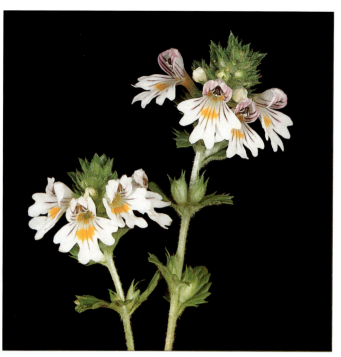

Eufrasia (Euphrasia officinalis).
Faggio (Fagus sylvatica).

Sambuco fiori, g 20 • **Erba luigia,** g 15 • **Altea,** g 10 • **Malva,** g 10.
Macerazione per 12 ore in 1 l d'acqua a temperatura ambiente di 3 cucchiai di miscela. Bere 3 tazzine al giorno, mielate.

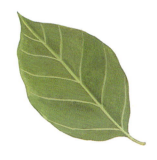

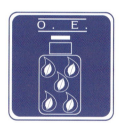

<u>Miscelare — ana parti — gli O. E. di</u>: **Mugo** • **Eucalipto.**
2 gocce su zolletta di zucchero. 2 zollette al dì.

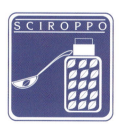

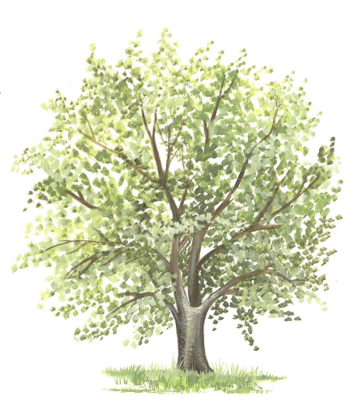

Lavanda, A.L.
4 cucchiai al dì.

Malva, A.L.
4 cucchiai al dì.

Polipodio, A.L.
4 cucchiai al dì.

Erbe e salute

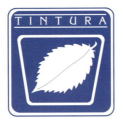

Ribes, A.L.
10 gocce in acqua 3 volte al dì.

<u>Miscelare</u> — ana parti — le tinture di: **Salvia • Eucalipto • Mirto • Menta**.
15 gocce 3 volte al giorno in poca acqua.

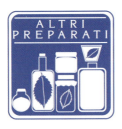

Origano, A.L.
Riscaldare in forno tiepido una quantità sufficiente di erba. Applicare poi intorno alla gola con un panno.

Febbre

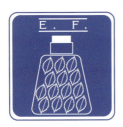

Cardo santo, 1 parte • **Genziana**, 1/2 parte • **Cariofillata**, 1/2 parte • **Centaurea minore**, 1/2 parte.
2 cucchiaini 3 volte al dì in poca acqua.

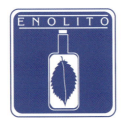

Centaurea minore, A.L.
2 bicchierini da liquore al giorno.

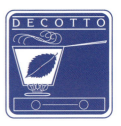

Spirea olmaria, g 30 • **Frassino**, g 20 • **Borsa del pastore**, g 15 • **Gramigna**, g 10 • **Dulcamara**, g 5.
Bollire 3 cucchiaini di erbe in 200 cc d'acqua per 2 minuti. Filtrare dopo 30 minuti. Bere in 2 riprese durante il giorno.

Quercia, g 10 • **Biancospino** corteccia, g 10 • **Prugnolo** foglie, g 15 • **Agrimonia**, g 20 • **Genziana**, g 5.
Bollire 3 cucchiaini di erbe in 200 cc d'acqua per 2 minuti. Filtrare dopo 30 minuti. Bere in 2 riprese durante il giorno.

Canna rizoma, g 50 • **Artemisia**, g 10 • **Ioseride** radice, g 10 • **Cicoria** radice, g 20.
Bollire 3 cucchiaini di erbe in 200 cc d'acqua per 2 minuti. Filtrare dopo 30 minuti. Bere in 2 riprese durante il giorno.

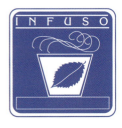

<u>Ana parti</u>: **Assenzio • Alchemilla • Angelica**.
2 cucchiaini di erbe in 200 cc di acqua bollente per 20 minuti. Filtrare a freddo. Bere durante la giornata 3 tazzine di preparazione.

Ribes, g 10 • **Eucalipto**, g 54 • **Genziana**, g 5 • **Tarassaco**, g 10.
2 cucchiaini per 150 cc di acqua calda a 50 °C. Filtrare dopo 20 minuti. Bere 3 preparati al dì.

Cariofillata, g 25 • **China**, g 5 • **Maggiorana**, g 5 • **Timo**, g 5.
2 cucchiaini per 150 cc di acqua calda a 50 °C. Filtrare dopo 20 minuti. Bere 3 preparati al dì.

Cardo santo, g 15 • **Cardo mariano**, g 15 • **Artemisia**, g 10 • **Cipresso** foglie, g 5 • **Ononide**, g 5.
1 cucchiaino per 250 cc di acqua calda. Filtrare dopo 20 minuti. Bere 2 preparati al dì.

Salicaria, g 20 • **Salice** corteccia, g 5 • **Rosolaccio**, g 15 • **Pervinca**, g 20 • **Centaurea minore**, g 5 • **Cardo santo**, g 5.

3 cucchiai da tavola di miscuglio in 500 cc d'acqua calda a 40 °C. Filtrare dopo 1 ora. Bere 3 tazzine durante il giorno.

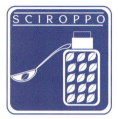

Cipolla, A.L.
4 cucchiai al dì.

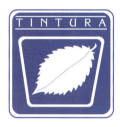

Biancospino corteccia, A.L.
5 gocce 2, 3 volte al giorno, in poca acqua.

Calamo aromatico, A.L.
5 gocce 2-3 volte al giorno, in poca acqua.

China, A.L.
5 gocce 2-3 volte al giorno, in poca acqua.

Borsa del pastore, A.L.
10 gocce 3 volte al giorno, in poca acqua.

Salvia, A.L.
10 gocce 3 volte al giorno, in poca acqua.

Ferite

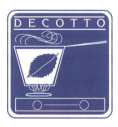

Quercia, g 20 • **Prugnolo,** g 10 • **Corniolo,** g 10 • **Cotogno** foglie, g 15.
Bollire in 3 l d'acqua per 5 minuti 5 cucchiai di miscela. Filtrare a freddo. Usare per lavaggi.

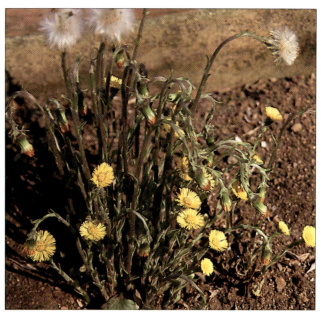

Farfara (Tussillago farfara).

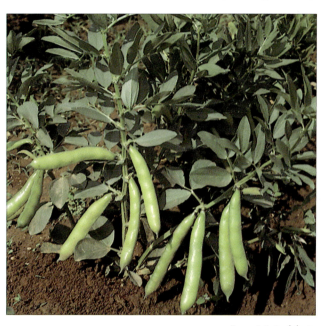

Fava (Vicia faba).
Favagello (Ranunculus ficaria).

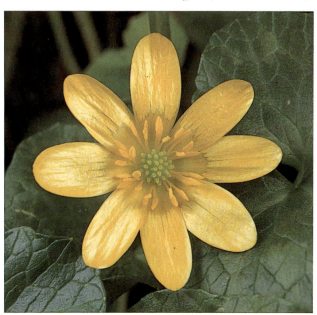

Erbe e salute

Cipresso, g 15 • **Iperico**, g 10 • **Vulneraria**, g 15 • **Verga d'oro**, g. 10
Bollire in 3 l d'acqua, per 5 minuti, 5 cucchiai di miscela. Filtrare a freddo. Usare per lavaggi.

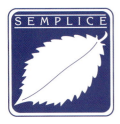

Milzadella, A.L.
Schiacciare bene la pianta pulita e sovrapporre. Rimedio di fortuna.

Sambuco foglie, A.L.
Schiacciare bene la pianta pulita e sovrapporre. Rimedio di fortuna.

Olmo foglie, A.L.
Schiacciare bene la pianta pulita e sovrapporre. Rimedio di fortuna.

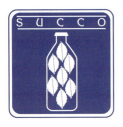

Ortica, A.L.
Usare direttamente sulla ferita.

Rovo rami, A.L.
Usare sulla ferita con garze imbevute.

Lampone rami, A.L.
Usare sulla ferita con cotone impregnato.

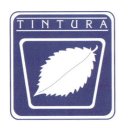

Arnica, 1 parte.
Miscelare con 2 parti di acqua. Inumidire delle garze con la soluzione e sovrapporre alla ferita.

Piantaggine, 1 parte.
Miscelare con 1 parte di acqua. Inumidire delle garze con la soluzione e sovrapporre alla ferita.

Vulneraria, A.L.
Inumidire delle garze con la soluzione e sovrapporre alla ferita.

Rovo, 1 parte • **Iperico**, 1 parte • **Ortica**, 1 parte.
Miscelare con 2 parti di acqua. Inumidire delle garze con la soluzione e sovrapporre alla ferita.

Miscelare — ana parti — le tinture di: **Aloè** • **Timo** • **Origano** • **Iperico**.
Usare per disinfettare. Sovrapporre garze intrise del miscuglio.

Miscelare — ana parti — le tinture di: **Cipresso** • **Rovo** • **Lampone** • **Quercia** • **Prugnolo**.
Usare per disinfettare. Sovrapporre garze intrise del miscuglio.

Miscelare — ana parti — le tinture di: **Rosmarino** • **Nespolo** • **Cipresso** • **Pero** corteccia • **Cotogno** foglie.
Inumidire delle garze con la soluzione e sovrapporre alla ferita.

Sambuco corteccia seconda, A.L.
Usare per disinfettare. Sovrapporre garze intrise del miscuglio.

Fistola

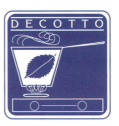

Quercia, g 30 • **Rovo**, g 20 • **Ribes**, g 10 • **Iperico**, g 15.
Bollire in 2 l d'acqua per 5 minuti 4 cucchiai di miscela. Filtrare a freddo. Usare per lavaggi.

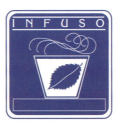

Equiseto, g 25 • **Ortica**, g 20 • **Viola mammola**, g 10 • **Vulneraria**, g 15 • **Rosa** petali, g 10 • **Rosa** foglie, g 15.

Infusione in 500 cc d'acqua calda a 50 °C di 3 cucchiai da tavola di miscuglio. Filtrare dopo 1 ora. Effettuare lavaggi locali.

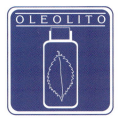

Iperico, A.L.
Far penetrare un po' di oleolito nella fistola. Ripetere 2 volte al giorno.

Salicaria, A.L.
Far penetrare un po' di oleolito nella fistola. Ripetere 2 volte al giorno.

Vulneraria, A.L.
Far penetrare un po' di oleolito nella fistola. Ripetere 2 volte al giorno.

Nocciolo, A.L.
Far penetrare un po' di oleolito nella fistola. Ripetere 2 volte al giorno.

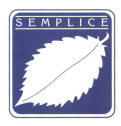

Aloè, g 2.
Disciogliere l'aloè in 10 cc di acqua e poi effettuare lavaggi frequenti.

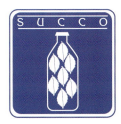

Ortica, A.L.
Usare sulla fistola con cotone intriso.

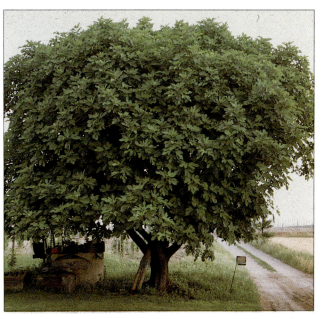

Fico (Ficus carica).

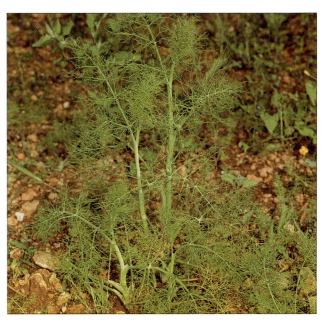

Finocchio (Foeniculum vulgare).
Fiordaliso (Centaurea cyanus).

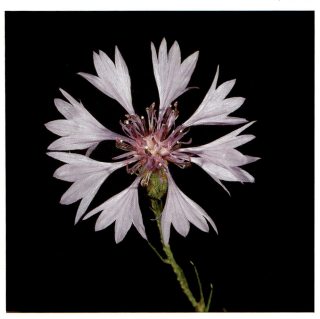

Flatulenza

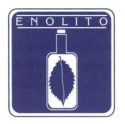

Calaminta, A.L.
4-5- bicchierini da liquore al giorno.

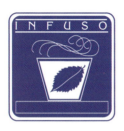

Enula, g 10 • ***Arancio*** fiori, g 5 • ***Angelica,*** g 20 • ***Fico*** foglie, g 20 • ***Alloro*** foglie, g 10.
3 cucchiaini di miscela in 250 cc di acqua bollente. Lasciare raffreddare, filtrare e bere, durante la giornata, 3 tazzine di preparato.

Ginepro bacche, g 10 • ***Coriandolo*** semi, g 10 • ***Finocchio*** semi, g 10.
2 cucchiaini di miscela in 200 cc di acqua a 30 °C. Filtrare dopo 10 minuti. Bere, eventualmente mielata, 1 tazzina dopo ogni pasto.

Finocchio semi, g 10 • ***Coriandolo*** semi, g 5.
1 cucchiaini di semi in 100 cc di acqua bollente. Riposo 15 minuti. Filtrare e bere dopo ogni pasto.

Fieno greco semi, g 20 • ***Menta,*** g 10 • ***Timo,*** g 5 • ***Sedano*** semi, g 10 • ***Melissa,*** g 10 • ***Valeriana,*** g 5.
3 cucchiaini di miscela in 200 cc d'acqua a 50 °C. Riposo 15 minuti. Filtrare e bere 3 tazzine di preparato al dì.

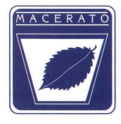

Rabarbaro, g 20 • ***Artemisia,*** g 5 • ***China,*** g 5.
Macerare a freddo, in 250 cc di acqua a temperatura ambiente, 1 cucchiaino di miscela, per 2 ore. Filtrare e bere tutto il preparato in 2 volte durante la giornata. Non zuccherare.

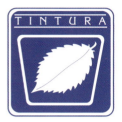

Miscelare — ana parti — le tinture di: **Assenzio • Cardo santo • Poligala.**
20 gocce di miscela in poca acqua, 3-4 volte al dì.

Miscelare — ana parti — le tinture di: **Angelica • Timo.**
10 gocce in acqua 3-4 volte al dì.

Forfora

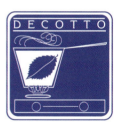

Olmo, g 15 • ***Bardana,*** g 25 • ***Ortica,*** g 10.
Bollire in 3 l d'acqua per 5 minuti 5 cucchiai di miscela. Filtrare a freddo. Usare per lavaggi.

Saponaria, g 15 • ***Achillea,*** g 20 • ***Alchemilla,*** g 25.
Bollire in 2 l d'acqua per 5 minuti 3 cucchiai di miscela. Filtrare a freddo. Usare per lavaggi.

Cipresso, g 20 • ***Cipolla,*** g 20 • ***Centinodio,*** g 10 • ***Salice,*** g 5 • ***Spirea olmaria,*** g 30 • ***Biancospino*** fiori, g 30.
Bollire in 3 l d'acqua per 5 minuti 4 cucchiai di miscela. Filtrare a freddo. Usare per frizioni.

Ana parti: **Capelvenere, • Asplenio, • Ceterach.**
Decotto di 2 cucchiai di erbe per 1 l d'acqua. Bollire 10 minuti. Filtrare e frizionare la testa con il liquido ottenuto.

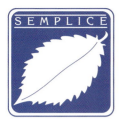

Olmo *linfa foglie, A.L.*
Usare la linfa direttamente sul cuoio capelluto in frizioni.

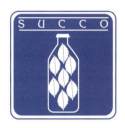

Ortica, *cc.150.*
Miscelare con 100 cc di alcol a 40°. Usare in frizioni sul cuoio capelluto.

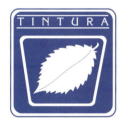

Bardana, *1 parte* • **Capelvenere,** *1 parte.*
Miscelare con 3 parti di acqua. Usare in frizioni sulla forfora.

Cappuccina, *cc.200.*
Miscelare con 100 cc di alcol a 40°. Frizioni a giorni alterni sulla cute del capo.

Cipolla , *A.L.*
Usare localmente, con leggera frizioni. Dopo 1 ora dall'applicazione, lavare la testa.

<u>Miscelare — ana parti — le tinture di:</u> **Salice** • **Spirea olmaria** • **Frassino** • **Fragola.**
5 cucchiai di miscela in 1.500 cc d'acqua. Lavare il cuoio capelluto.

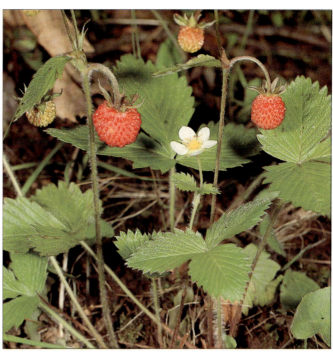

Fragola (Fragaria vesca).
Frassino (Fraxinus excelsior).

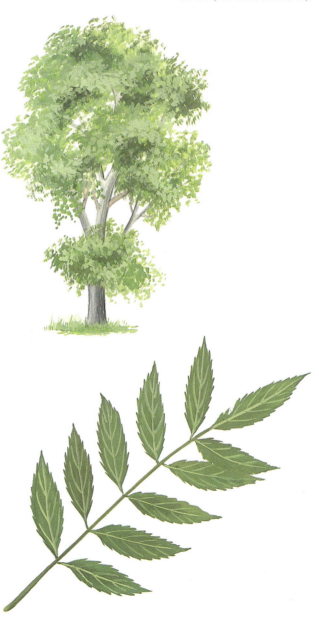

Foruncolosi

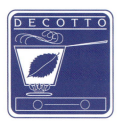

Edera, A.L.
Bollire in 3 l d'acqua, per 10 minuti, 3 manciate d'edera fresca. Filtrare a raffreddamento. Usare in lavaggi sulla zona.

Ortica, g 20 • **Bardana**, g 20 • **Verga d'oro**, g 10 • **Gramigna**, g 10 • **Ginepro** bacche, g 30.
3 cucchiaini di miscela in 300 cc d'acqua. Bollitura 2 minuti. Filtraggio a freddo. Bere 2 tazzine di decotto al dì.

Betulla, g 25 • **Avena**, g 10 • **Rosa** cinorrodi, g 25 • **Pelosella**, g 30.
Bollire 3 cucchiaini di erbe in 200 cc d'acqua per 2 minuti. Filtrare dopo 30 minuti. Bere in 2 riprese durante il dì.

Fumaria, g 40 • **Agrimonia**, g 10 • **Menta**, g 20 • **Ononide**, g 25.
Bollire 3 cucchiaini di erbe in 250 cc d'acqua per 3 minuti. Filtrare dopo 30 minuti. Bere in 2 riprese durante il giorno.

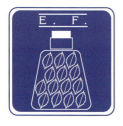

Miscelare — ana parti — gli E.F. di: **Tarassaco** • **Centaurea** • **Artemisia** • **Achillea.**
2 cucchiaini di miscuglio in poca acqua. Sorbire 3 volte al giorno.

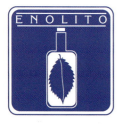

Achillea, A.L.
3 bicchierini da liquore al dì.

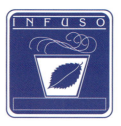

Sambuco foglie, g 15 • **Dulcamara**, g 10 • **Timo**, g 10 • **Borragine**, g 40.
Infondere in 150 cc d'acqua bollente 1 cucchiaino di piante. Filtrare dopo 15 minuti. Bere 2 preparati al giorno.

Erica, g 20 • **Rododendro**, g 10 • **Alchemilla**, g 25 • **Ciliegio** peduncoli, g 40 • **Parietaria**, g 30.
2 cucchiaini di miscela in 200 cc di acqua bollente. Usare Filtrare a raffreddamento. Bere ogni giorno 4 tazzine di preparato.

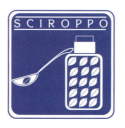

Piantaggine, A.L.
4 cucchiai durante la giornata.

Miscelare gli sciroppi di: **Tiglio**, 1 parte • **Tarassaco** 1/2 parte • **Noce** 1/2 parte.
5 cucchiai al dì, distanziati fra loro.

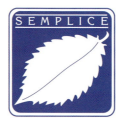

Parietaria, A.L.
Contundere la pianta e sovrapporla alla zona.

Semprevivo, A.L.
Contundere la pianta e sovrapporla alla zona.

Cavolo, A.L.
Contundere la pianta e sovrapporla alla zona.

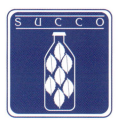

Parietaria, A.L.
2 cucchiai da tavola al giorno in acqua.

Cavolo, A.L.
2 cucchiai da tavola al giorno in acqua.

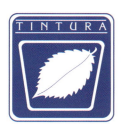

<u>Miscelare le tinture di:</u> **Tarassaco,** *1 parte* • **Cicoria,** *1/2 parte* • **Genziana,** *1/2 parte* • **Finocchio,** *1 parte*.
Ogni giorno, per 3 volte, sorbire 15 gocce in poca acqua, lontano dai pasti.

Gastrite

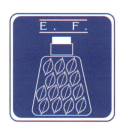

<u>Miscelare — ana parti — gli E. F. di:</u> **Salicaria • Cardo santo • Sambuco • Ortica.**
2 cucchiaini in poca acqua, 3 volte al giorno.

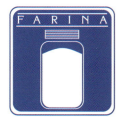

Fieno greco, A.L.
1/2 cucchiaino di preparato in cialda. 2 al dì.

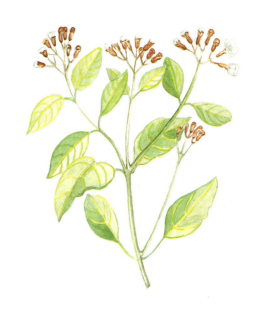

Garofano (Jambosa caryophyllus).

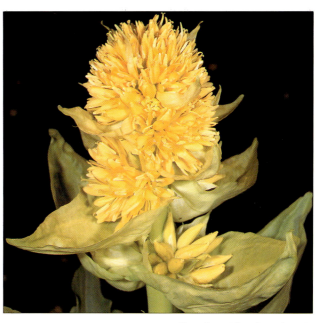

Genziana (Gentiana lutea).
Ginepro (Juniperus communis).

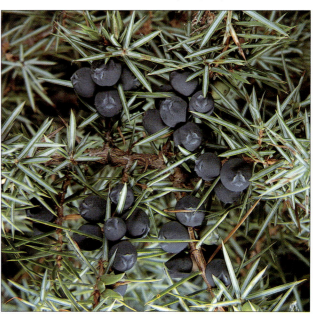

Erbe e salute

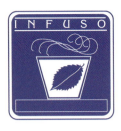

Enula, g 30 • **Lichene islandico,** g 5 • **Salicaria,** g 30.
2 cucchiaini in 200 cc di acqua bollente. Filtrare a raffreddamento. Berne ogni giorno 4 tazzine.

Centaurea minore, g 5 • **Camomilla,** g 15 • **Malva,** g 30 • **Lavatera,** g 30 • **Menta,** g 20.
3 cucchiaini di miscela in 250 cc d'acqua bollente. Filtrare dopo 15 minuti. Bere 3 preparati al dì.

Timo, g 5 • **Tarassaco,** g 10 • **Salvia,** g 15 • **Enula,** g 30.
2 cucchiaini in 200 cc di acqua bollente. Filtrare a raffreddamento. Berne ogni giorno 3 tazzine.

Fieno greco semi, g 20 • **Menta,** g 5.
2 cucchiaini di miscela in 200 cc d'acqua bollente. Filtrare dopo 15 minuti. Bere 3 preparati al dì.

Ginepro, g 20 • **Piantaggine,** g 20 • **Borragine,** g 15 • **Olmo,** g 30 • **Polipodio,** g 30.
2 cucchiaini per 150 cc di acqua calda a 50 °C. Filtrare dopo 20 minuti. Bere 3 preparati al dì.

Calamo aromatico, g 5 • **Trifoglio fibrino,** g 5 • **Enula,** g 30 • **Tiglio** fiori, g 20 • **Camomilla,** g 20.
2 cucchiaini per 200 cc di acqua calda a 50 °C. Filtrare dopo 30 minuti. Bere 3 preparati al dì.

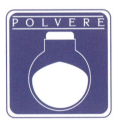

<u>Miscelare — ana parti — le polveri di:</u> **Fico** • **Olmo.**
1/2 cucchiaino di preparato in cialda. 2 al dì.

<u>Miscelare — ana parti — le polveri di:</u> **Salvia pratense** • **Salvia** • **Fico** • **Tarassaco.**
1/2 cucchiaino di preparato in cialda. 2 al dì.

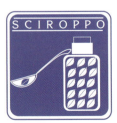

<u>Miscelare — ana parti — gli sciroppi di:</u> **Altea** • **Enula** • **Salvia.**
5 cucchiai da tavola al giorno, distanziati.

<u>Miscelare — ana parti — gli sciroppi di:</u> **Borragine** • **Altea** • **Angelica.**
4 cucchiai al dì, distanziati fra loro.

Genziana, A.L.
3 cucchiaini al dì.

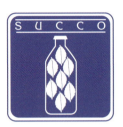

<u>Miscelare — ana parti — i succhi di:</u> **Lattuga** • **Parietaria** • **Cavolo.**
5 cucchiaini al dì, distanziati.

Geloni

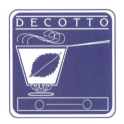

Fico scorza rami, A.L.
Far bollire 3 manciate di scorza in 2 l d'acqua per 30 minuti. Lasciare raffreddare. Effettuare maniluvi o pediluvi.

Cipresso galbuli, g 50 • **Ippocastano,** g 40 • **Quercia,** g 50.
Far bollire 5 cucchiai da tavola di erbe in 2.500 cc d'acqua per 30 minuti. Lasciare raffreddare. Effettuare maniluvi o pediluvi

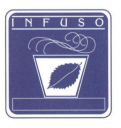

<u>Ana parti:</u> **Carota** semi • **Sedano** semi • **Coriandolo** semi.

2 cucchiaini in 200 cc di acqua bollente. Filtrare a raffreddamento. Berne ogni giorno 3 tazzine.

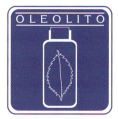

Iperico, A.L.
Usare sulla zona dolente con frizione leggera. Più volte al giorno.

Edera, A.L.
Usare sulla zona dolente con frizione leggera. Più volte al giorno.

Melograno, A.L.
Usare sulla zona dolente con frizione leggera. Più volte al giorno.

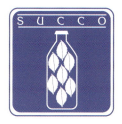

Semprevivo, A.L.
Far disciogliere una quantità a piacere di sugna e amalgamarla col succo di semprevivo nella proporzione 2:1. Lasciare raffreddare e usare a mo' di unguento sui geloni.

Cipolla, A.L.
Far disciogliere una quantità a piacere di sugna e amalgamarla col succo di cipolla nella proporzione 2:1. Lasciare raffreddare e usare a mo' di unguento sui geloni.

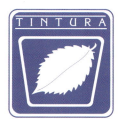

Miscelare le tinture di: **Borsa del pastore**, 2 parti • **Piantaggine**, 1 parte • **Quercia** galle, 1 parte.
Diluire 1 parte di miscela con 2 parti d'acqua tiepida. Fare maniluvi o pediluvi.

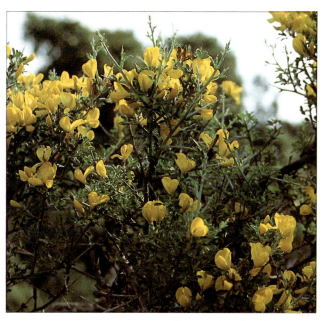

Ginestra (Spartium junceum).

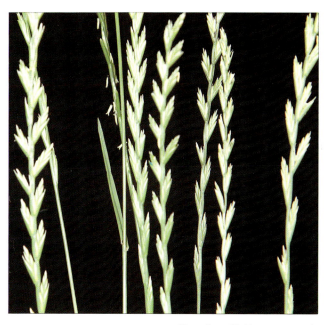

Gramigna (Triticum repens).
Ioseride (Hyoseris radiata).

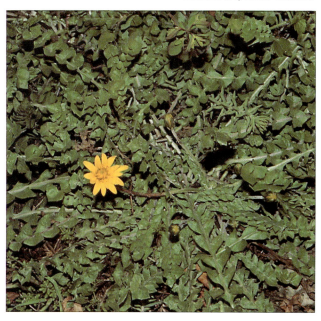

Erbe e salute

Gengivite

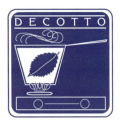

Rosa cinorrodi, g 10 • **Rovo,** g 25 • **Nespolo** foglie, g 10 • **Quercia** foglie, g 30.
Bollire 3 cucchiai di miscela in 1 l d'acqua per 5 minuti. Filtraggio a freddo. Lavaggi.

Tomentilla, g 50 • **Cinquefoglio,** g 30 • **Piantaggine,** g 30 • **Fragola** radice, g 10 • **Bistorta** radice, g 40.
Bollire 4 cucchiai di miscela in 2 l d'acqua per 15 minuti. Filtraggio a freddo. Lavaggi.

Sambuco corteccia, g 20 • **Prugnolo** corteccia, g 30 • **Faggio** corteccia, g 25.
Bollire 4 cucchiai di miscela in 1500 cc d'acqua per 15 minuti. Filtraggio a freddo. Lavaggi.

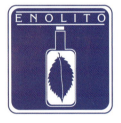

Alloro, A.L.
Lavaggi orali.

Bistorta, A.L.
Lavaggi orali.

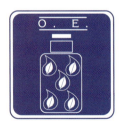

Timo, A.L.
Frizioni gengivali leggere.

Salvia, A.L.
Frizioni gengivali leggere.

Limone, A.L.
Frizioni gengivali leggere.

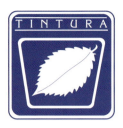

Quercia, A.L.
30 gocce in 100 cc d'acqua. Effettuare sciacqui.

Melograno, A.L.
30 gocce in 100 cc d'acqua. Effettuare sciacqui.

Iperico, A.L.
30 gocce in 150 cc d'acqua. Effettuare sciacqui.

Miscelare — ana parti — le tinture di: **Bistorta** • **Achillea** • **Crespino** radice • **Rovo**.
40 gocce in 150 cc d'acqua. Effettuare sciacqui.

Gotta

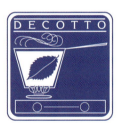

Gramigna, g 20 • **Ononide,** g 15 • **Tarassaco,** g 30 • **Risetto,** g 20 • **Carciofo,** g 20.
Bollire 2 cucchiaini in 100 cc d'acqua per 2 minuti. Filtrare dopo mezzora e dare a cucchiaini più volte al giorno.

Ciliegio peduncoli, g 50 • **Granturco** barbe, g 30 • **Parietaria,** g 20 • **Verga d'oro,** g 20 • **Prezzemolo** radice, g 20 • **Asparago** radice, g 30.
Bollire 3 cucchiai di miscela in 1 l d'acqua per 5 minuti. Filtraggio a freddo. Bere 4 bicchieri di preparato al dì.

Asparago radice, g 30 • **Sambuco** radice, g 20 • **Prezzemolo** radice, g 20 • **Tarassaco** radice, g 30.
Bollire 4 cucchiai di miscela in 1 l d'acqua per 10 minuti. Filtraggio a freddo. Bere 3 bicchieri di preparato al giorno.

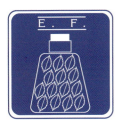

Miscelare gli E. F. di: **Pelosella,** 2 parti • **Verga d'oro**, 1 parte • **Betulla**, 2 parti.
2 cucchiaini di miscela in 100 cc d'acqua. 2 preparati pro die.

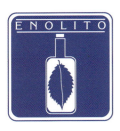

Miscelare gli enoliti di: **Frassino** • **Spirea olmaria**.
3 bicchierini da liquore al giorno.

Rosmarino, A.L.
5 bicchierini da liquore al giorno.

Salvia, A.L.
3 bicchierini da liquore al giorno.

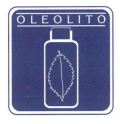

Miscelare gli oleoliti di: **Sambuco,** 2 parti • **Iperico,** 1 parte • **Giusquiamo**, 1 parte.
Usare in frizioni delicate sulla parte dolorosa. Tenere la preparazione lontana dai bambini e pulirsi bene la mani dopo l'uso.

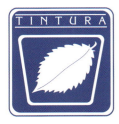

Miscelare — ana parti — le tinture di: **Gramigna** • **Ononide** • **Pelosella**.

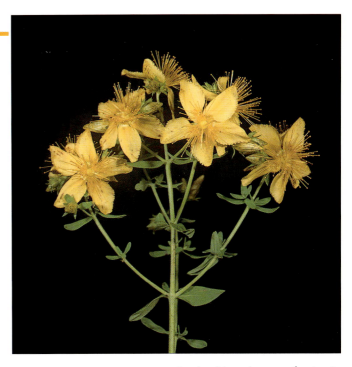

Iperico (Hypericum perforatum).
Ippocastano (Aesculus hippocastanum).

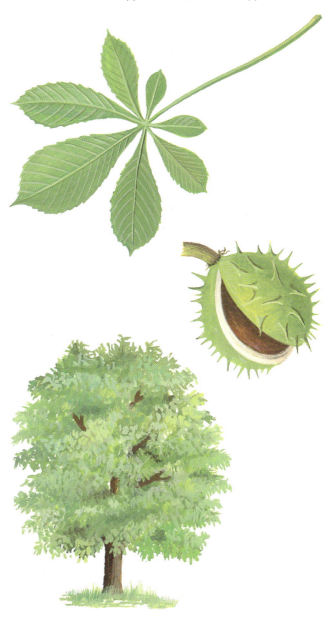

GOTTA ❖ 73

Erbe e salute

15 gocce 3 volte al dì in poca acqua.

Miscelare — ana parti — le tinture di: **Cappero • Erica • Ginepro • Sambuco** foglie.
10 gocce 5 volte al dì in poca acqua.

Inappetenza

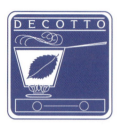

Tarassaco, g 15 • **Cicoria,** g 15 • **Ioseride,** g 15 • **Polio montano,** g 40.
Bollire 3 cucchiaini di erbe in 250 cc d'acqua per 3 minuti. Filtrare dopo 30 minuti. Bere in 2 riprese durante il giorno.

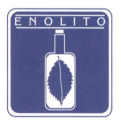

Miscelare — ana parti — gli enoliti di: **Genziana • Arancio • Artemisia • Ioseride.**
3-4 bicchierini da liquore al giorno.

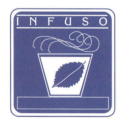

Camedrio, g 15 • **Tarassaco,** g 20 • **Cardo santo,** g 5 • **Achillea,** g 50.
1 cucchiaino per 250 cc di acqua calda. Filtrare dopo 20 minuti. Bere 2 preparati al dì.

Menta, g 30 • **Arancio** scorza, g 10 • **Cumino** semi, g 10 • **Coriandolo** semi, g 20.
1 cucchiaino per 150 cc di acqua calda. Filtrare dopo 30 minuti. Bere 2 preparati al dì.

Fieno greco semi, g 40 • **Basilico,** g 10 • **Finocchio** semi, g 5.
1 cucchiaino per 100 cc di acqua calda. Filtrare dopo 15 minuti. Bere 3 preparati al dì.

Levistico semi, g 25 • **Sedano** semi, g 15 • **Carota** semi, g 20 • **Anice** semi, g 5.
1 cucchiaino per 150 cc di acqua calda. Filtrare dopo 10 minuti. Bere 3 preparati al dì.

Arancio fiori, g 15 • **Tiglio** fiori, g 30 • **Primola** fiori, g 20 • **Cardiaca,** g 20 • **Passiflora,** g 30 • **Melissa,** g 20.
2 cucchiaini di miscela in 100 cc di acqua bollente. Filtrare a freddo. Bere 3 preparati al giorno lentamente.

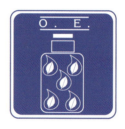

Miscelare gli O. E. di: **Timo,** 1/2 parte • **Limone,** 1 parte • **Origano,** 1/2 parte.
2 gocce di miscela su zolletta di zucchero. 3 zollette al dì.

Miscelare — ana parti — gli O. E. di: **Finocchio • Coriandolo • Cumino.**
2 gocce di miscela su zolletta di zucchero. 3 zollette al dì.

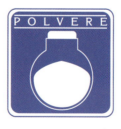

Miscelare — ana parti — le polveri di: **Calamo aromatico • Artemisia • Cardo santo.**
1/2 cucchiaino di preparato in cialda. 2 al dì.

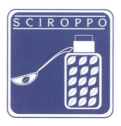

Arancio, A.L.
5 cucchiai durante la giornata.

Genziana, A.L.
4 cucchiaini durante la giornata.

Rabarbaro, A.L.
4 cucchiaini durante la giornata.

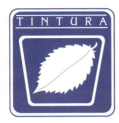

<u>Miscelare — ana parti — le tinture di:</u> **Ginepro • Coriandolo • Anice • Timo.**
10 gocce in poca acqua 3 volte al dì.

<u>Miscelare — ana parti — le tinture di:</u> **Trifoglio fibrino • Aloè • Noce.**
15 gocce in un po' d'acqua per 4 volte al giorno.

<u>Miscelare — ana parti — gli E. F. di:</u> **Rabarbaro • Romice crespo • Romice bastardo • Calamo aromatico**.
1 cucchiaino di miscela in 50 cc d'acqua tiepida. 4 preparati al giorno.

Incontinenza urinaria

Vedi **Enuresi.**

Indigestione

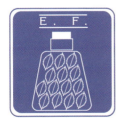

<u>Miscelare gli E. F. di:</u> **Rabarbaro**, 1 parte • **Levistico**, 1/2 parte • **Cannella**, 1/2 parte • **Genziana**, 1/2 parte • **Melissa**, 1 parte.
1 cucchiaino di miscela in 50 cc d'acqua tiepida. Bere lentamente.

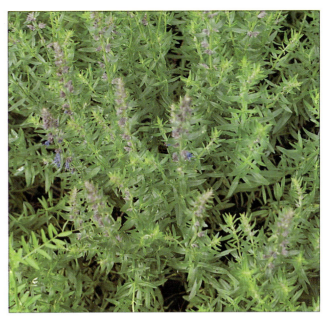

Issopo (Hyssopus officinalis).

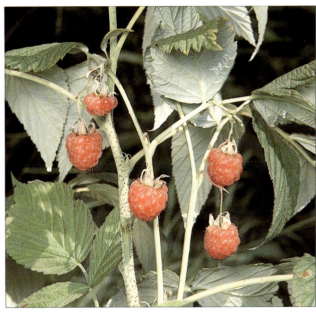

Lampone (Rubus idaeus).
Lattuga scariola (Lactuca scariola).

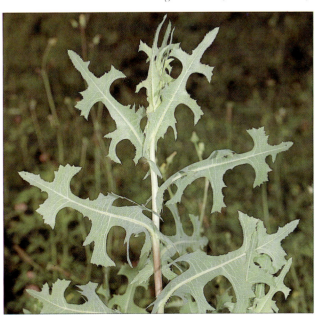

Erbe e salute

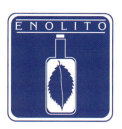

Rosmarino, A.L.
5 bicchierini da liquore al giorno.

Cariofillata, A.L.
5 bicchierini da liquore al giorno.

Enula, A.L.
4 bicchierini da liquore al giorno.

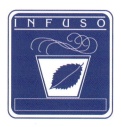

Alchemilla, A.L.
2 cucchiaini d'erba per 150 cc d'acqua bollente. Filtrare dopo 15 minuti. Bere calda lentamente.

Menta, A.L.
2 cucchiaini d'erba per 150 cc d'acqua bollente. Filtrare dopo 15 minuti. Bere calda lentamente.

Alloro, g 15 • **Ginepro**, g 20 • **Trifoglio fibrino**, g 5 • **Centaurea minore**, g 5 • **Menta**, g 10.
3 cucchiaini per 200 cc d'acqua bollente. Riposo 20 minuti. Filtrare e bere lentamente.

Centaurea minore, g 5 • **Genziana**, g 5 • **Cardo santo**, g 10.
1 cucchiaino d'erba per 150 cc d'acqua bollente. Filtrare dopo 10 minuti. Bere calda lentamente.

Polio montano, g 30 • **Achillea**, g 10 • **Origano**, g 5.
3 cucchiaini in 200 cc d'acqua bollente. Riposo 30 minuti. Filtrare e bere lentamente.

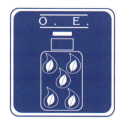

Miscelare — ana parti — gli O. E. di: **Timo** • **Coriandolo** • **Anice**.
2 gocce su zolletta di zucchero. Ripetere dopo mezzora se necessario.

Miscelare — ana parti — gli O. E. di: **Finocchio** • **Cumino** • **Sedano**.
2 gocce su zolletta di zucchero. Ripetere dopo mezzora se necessario.

Miscelare — ana parti — gli O. E. di: **Garofano** • **Pelargonio** • **Timo**.
2 gocce su zolletta di zucchero. Ripetere dopo mezzora se necessario.

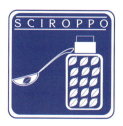

Miscelare — ana parti — gli sciroppi di: • **Rosmarino** • **Menta**.
2 cucchiai. Si possono riprendere dopo 1/4 d'ora se necessario.

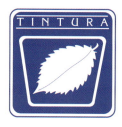

Miscelare — ana parti — le tinture di: **Genziana** • **Tarassaco** • **Cicoria**.
20 gocce in poca acqua, ripetute a breve distanza se necessario.

Rabarbaro, A.L.
1 cucchiaino in 100 cc di acqua tiepida. Bere lentamente.

Miscelare — ana parti — le tinture di: **Artemisia** • **Arancio** scorza • **Ruta** • **Calamo aromatico**.
10 gocce in poca acqua. Ripetere se necessario dopo mezzora.

Miscelare — ana parti — le tinture di: **Alloro** • **Ginepro** • **Arancio** scorza.
1/2 cucchiaino di miscela con poca acqua. Ripetere se necessario.

Miscelare le tinture di: **Cardo santo**, 1/2 parte • **Cardo mariano**, 1/2 parte • **Romice bastardo**, 1 parte • **Angelica**, 1 parte.

30 gocce in poca acqua tiepida. Bere lentamente. Ripetere dopo 1 ora se necessario.

Influenza

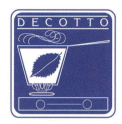

Alchemilla, A.L.
1 cucchiaio di erba per 300 cc di acqua. Bollire 2 minuti. Filtrare e bere 3-4 preparati al giorno.

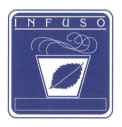

Salvia, g 10 • **Rosmarino**, g 5 • **Artemisia**, g 5 • **Menta**, g 15.
1 cucchiaino di piante in 150 cc d'acqua bollente. Filtrare dopo 15 minuti. Bere 3 preparati al giorno.

Pioppo foglie, g 5 • **Menta**, g 10 • **Alchemilla**, g 30 • **Farfara**, g 20 • **Tiglio**, g 15.
2 cucchiaini di piante in 200 cc d'acqua bollente. Filtrare dopo 15 minuti. Bere 3 preparati al giorno.

Piantaggine, g 20 • **Timo**, g 5 • **Eucalipto**, g 20 • **Menta**, g 25.
2 cucchiaini di miscela in 200 cc d'acqua bollente. Filtrare dopo 15 minuti. Bere 3 preparati al dì.

Tasso barbasso, g 20 • **Iperico**, g 10 • **Mugo** aghi, g 30 • **Altea**, g 15.
2 cucchiaini di miscela in 150 cc d'acqua bollente. Filtrare dopo 20 minuti. Bere 3 preparati al dì.

Centaurea minore, g 5 • **Artemisia**, g 5 • **Limone** foglie, g 10.
1 cucchiaino di piante in 150 cc d'acqua bollente. Filtrare dopo 15 minuti. Bere 3 preparati al giorno.

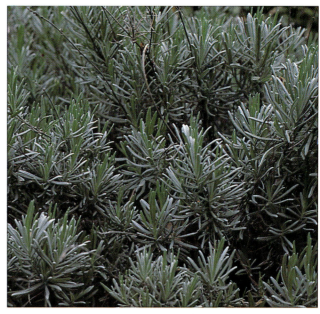

Lavanda (Lavandula officinalis).

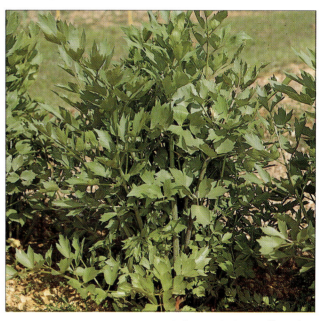

Levistico (Levisticum officinale).
Lichene islandico (Cetraria islandica).

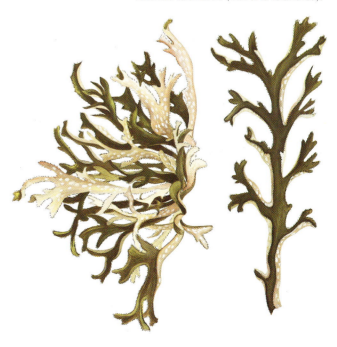

Erbe e salute

Insonnia

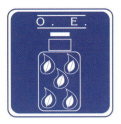

Lavanda, A.L.
2 gocce su zolletta di zucchero 3 volte al dì.

Origano, A.L.
2 gocce su zolletta di zucchero 2 volte al dì.

Eucalipto, A.L.
2 gocce su zolletta di zucchero 2 volte al dì.

Cedro, A.L.
2 gocce su zolletta di zucchero 3 volte al dì.

Rosmarino, A.L.
2 gocce su zolletta di zucchero 3 volte al dì.

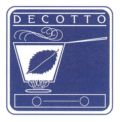

Aglio, 2 spicchi.
Far bollire 10 minuti gli spicchi in 250 cc di latte. Filtrare e bere lentamente.

Ana parti: **Salvia • Issopo • Tiglio** fiori **• Camomilla.**
Bollire in 500 cc di latte 1 cucchiaio di miscela. Lasciare raffreddare. Bere 1 tazza di preparato mezzora prima di coricarsi.

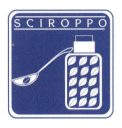

Rosolaccio, A.L.
5 cucchiai pro die.

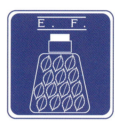

Miscelare — ana parti — gli E. F. di: **Luppolo • Rosolaccio • Ambrosia • Angelica • Biancospino.**
4-5 cucchiaini prima di coricarsi.

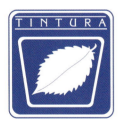

Ribes, A.L.
20 gocce 3 volte al dì.

Miscelare — ana parti — le tinture di: **Cardo mariano • Alchemilla • Rovo.**
15 gocce 3 volte al giorno.

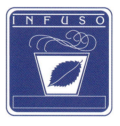

Salice foglie, g 5 **• Melissa,** g 25 **• Ambrosia,** g 10 **• Camomilla,** g 15 **• Loto cornicolato,** g 30.
3 cucchiaini di miscela in 200 cc d'acqua a 40 °C. Filtrare dopo aver fatto riposare 35 minuti. Bere 1 preparato, mielato, lentamente, mezzora prima di coricarsi.

Rosolaccio, g 25 **• Tiglio** fiori, g 30 **• Valeriana,** g 5 **• Lattuga,** g 5.
3 cucchiaini di miscela in 150 cc d'acqua a 50 °C. Filtrare dopo aver fatto riposare 30 minuti. Bere un preparato, mielato, lentamente, mezzora prima di coricarsi.

Arancio, g 25 **• Erba luigia,** g 10 **• Biancospino,** g 25.
2 cucchiaini di miscela in 150 cc d'acqua bollente. Fil-

trare dopo 20 minuti. Bere 2 preparati la sera, leggermente distanziati.

Arancio fiori, g 15 • **Tiglio** fiori, g 30 • **Primola** fiori, g 20 • **Cardiaca,** g 20 • **Passiflora,** g 30 • **Melissa,** g 20.
2 cucchiaini di miscela in 100 cc di acqua bollente. Filtrare a freddo. Bere 1 preparato la sera prima di coricarsi. Si può riprendere dopo mezzora se necessario.

Biancospino, g 30 • **Tasso barbasso** foglie, g 20 • **Sambuco** fiori, g 15 • **Robinia** fiori, g 20 • **Rosa** fiori, g 20 • **Achillea,** g 15 • **Valeriana,** g 5 • **Tiglio** fiori, g 20.
3 cucchiaini di miscela in 200 cc d'acqua a 40 °C. Filtrare dopo aver fatto riposare 35 minuti. Bere la sera, mielato, lentamente.

Loto cornicolato, g 15 • **Valeriana,** g 5 • **Lattuga scariola,** g 15 • **Camomilla,** g 20 • **Artemisia,** g 5 • **Meliloto,** g 15.
2 cucchiaini di miscela in 100 cc di acqua bollente. Filtrare a freddo. Bere 1 preparato prima di coricarsi.

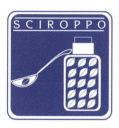

Tiglio, A.L.
3 cucchiai alla sera.

Loto cornicolato, a.l
3 cucchiai alla sera.

Passiflora, A.L.
3 cucchiai alla sera.

Rosolaccio, A.L.
3 cucchiai alla sera.

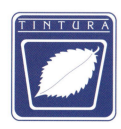

Miscelare — ana parti — le tinture di: **Passiflora • Lattuga • Biancospino.**
40 gocce in acqua mezzora prima di coricarsi.

Miscelare — ana parti — le tinture di: **Ambrosia • Rosolaccio • Valeriana.**

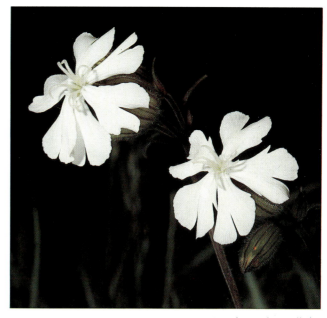
Licnide (Lychnis alba).

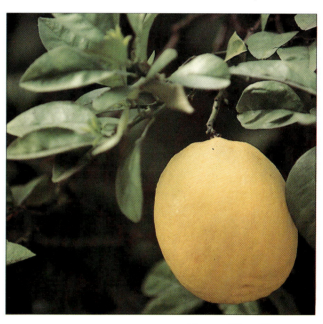
Limone (Citrus limonum).
Linaiola (Linaria vulgaris).

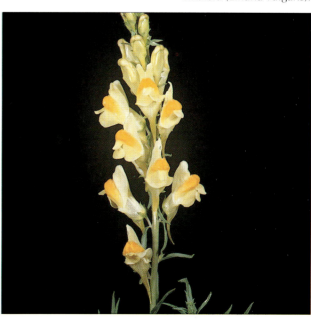

Erbe e salute

40 gocce in acqua mezzora prima di coricarsi.

<u>Miscelare — ana parti — le tinture di:</u> **Marrubio • Vischio • Arancio.**
40 gocce in acqua mezzora prima di coricarsi.

<u>Miscelare — ana parti — le tinture di:</u> **Camomilla • Biancospino • Angelica.**
40 gocce in acqua mezzora prima di coricarsi.

<u>Miscelare — ana parti — le tinture di:</u> **Salice • Luppolo • Salvia.**
40 gocce in acqua mezzora prima di coricarsi.

Intertrigine

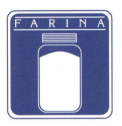

Patata fecola, A.L.
Usare in aspersione.

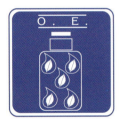

Rosa, A.L.
Miscelare della polvere di riso con alcune gocce di essenza. Usare in aspersione.

Pelargonio, A.L.
Miscelare della polvere di riso con alcune gocce di essenza. Usare in aspersione.

Menta, A.L.
Miscelare del talco con alcune gocce di essenza. Usare in aspersione.

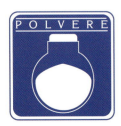

<u>Ana parti:</u> **Salicaria • Rosa.**

Usare in aspersione.

Quercia, A.L.
Usare in aspersione.

Quercia galle, A.L.
Usare in aspersione.

Rosa galle, A.L.
Usare in aspersione.

Nocciolo foglie, A.L.
Usare in aspersione.

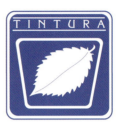

<u>Miscelare — ana parti — le tinture di:</u> **Piantaggine • Vulneraria.**
Diluire con acqua a piacere e umettare la parte.

Ipertensione

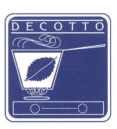

Borsa del pastore, g 10 • **Vischio,** g 20 • **Biancospino,** g 10 • **Pervinca,** g 20 • **Ippocastano,** g 5.
Far macerare 3 cucchiai da tavola di miscela in 1 l d'acqua a temperatura ambiente per 1 notte. Portare a ebollizione la mattina seguente. Lasciare raffreddare e colare. Bere durante il giorno 4 tazzine di preparato.

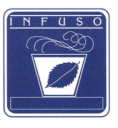

Biancospino, g 10 • **Vischio,** g 20 • **Luppolo,** g 5 • **Sambuco,** g 5.

2 cucchiaini di miscela per 150 cc d'acqua bollente. Filtrare dopo 30 minuti. Bere 2 preparati al dì.

***Ginepro**, g 5 • **Alkekengi**, g 10 • **Borsa del pastore**, g 5 • **Biancospino**, g 30 • **Ambrosia**, g 10.*
2 cucchiaini di miscela per 150 cc d'acqua bollente. Filtrare dopo 30 minuti. Bere 2 preparati al dì.

***Tiglio**, g 10 • **Lattuga scariola**, g 5 • **Salice**, g 10 • **Rosolaccio**, g 10 • **Biancospino**, g 30 • **Fumaria**, g 5.*
3 cucchiaini di miscela per 200 cc d'acqua bollente. Filtrare dopo 20 minuti. Bere 2 preparati al giorno.

***Sambuco** radice, g 20 • **Valeriana**, g 5 • **Pervinca**, g 10 • **Vischio**, g 25.*
2 cucchiaini di miscela per 150 cc d'acqua bollente. Filtrare dopo 30 minuti. Bere 2 preparati al dì.

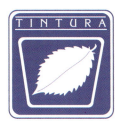

***Aglio**, A.L.*
20 gocce in acqua 3 volte al dì.

***Vischio**, A.L.*
20 gocce in acqua 3 volte al dì.

***Biancospino**, A.L.*
20 gocce in acqua 3 volte al dì.

<u>Miscelare le tinture di:</u> **Pervinca**, 1 parte • **Fumaria**, 1 parte • **Tiglio**, 1 parte • **Vischio**, 3 parti • **Luppolo**, 1 parte.
30 gocce in acqua 3 volte al dì.

<u>Miscelare — ana parti — le tinture di:</u> **Fumaria** • **Prugnolo** • **Aglio**.
25 gocce in acqua 3 volte al dì.

<u>Miscelare — ana parti — gli sciroppi di:</u> **Pervinca** • **Borsa del pastore**.
1 cucchiaio 2 volte pro die.

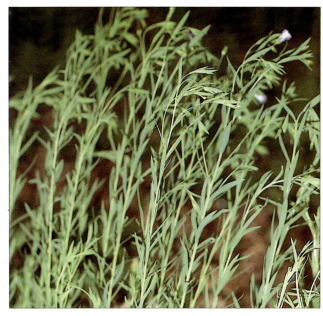

Lino (Linum usitatissimum).

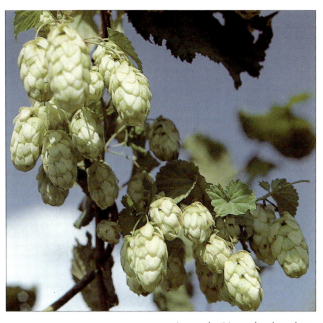

Luppolo (Humulus lupulus).

Maggiorana (Origanum majorana).

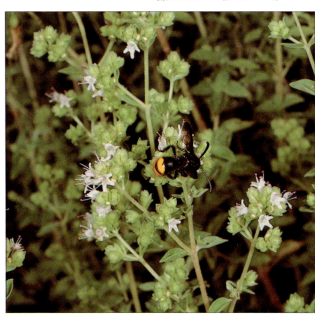

Erbe e salute

Ipertrofia prostatica

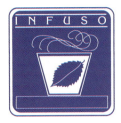

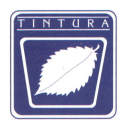

Miscelare — ana parti — le tinture di: **Ononide • Verga d'oro • Equiseto.**
15 gocce in acqua, 3 volte al dì.

Miscelare — ana parti — le tinture di: **Frassino • Salice • Epilobio.**
15 gocce in acqua, 3 volte al dì.

Miscelare — ana parti — le tinture di: **Ginestra • Spirea olmaria • Epilobio.**
15 gocce in acqua, 3 volte al dì.

Epilobio, A.L.
3 cucchiaini d'erba per 200 cc d'acqua bollente. Filtrare a freddo. Bere giornalmente 2 preparati.

Sambuco foglie, g 10 • *Sambuco* radice, g 10 • *Frassino* foglie, g 20.
3 cucchiai di miscela in 1/2 l d'acqua bollente. Filtrare dopo 10 minuti. Bere 4 tazzine al giorno.

Parietaria, g 15 • *Equiseto,* g 10 • *Epilobio,* g 40 • *Piantaggine,* g 20 • *Ortica,* g 10.
3 cucchiaini di miscela per 200 cc d'acqua bollente. Filtrare dopo 15 minuti. Bere 2 preparati al giorno.

Ipotensione

Spirea olmaria, g 15 • *Ruta,* g 5 • *Luppolo,* g 10 • *Frassino,* g 25.
3 cucchiaini di miscela per 250 cc d'acqua bollente. Filtrare dopo 25 minuti. Bere 2 preparati al giorno.

Ortica foglie, g 20 • *Ginestra,* g 25 • *Achillea,* g 10 • *Parietaria,* g 15.
3 cucchiaini di miscela per 200 cc d'acqua bollente. Filtrare dopo 15 minuti. Bere 2 preparati al giorno.

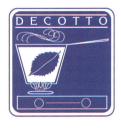

China, g 5 • *Salvia,* g 10 • *Achillea,* g 15 • *Timo,* g 10.
3 cucchiai di miscela in 1 l d'acqua per 12 ore; portare poi a ebollizione. Filtrare a raffreddamento. Bere ogni giorno 3 tazzine di prodotto.

Spirea olmaria, g 15 • *Prugnolo* foglie, g 5 • *Veronica,* g 5 • *Lichnide,* g 5 • *Luppolo,* g 20.
2 cucchiai di miscela in 400 cc d'acqua bollente. Filtrare dopo 20 minuti. Bere 4 tazzine al giorno.

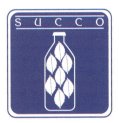

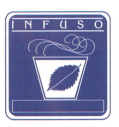

Miscelare — ana parti — i succhi di: **Risetto • Semprevivo.**
1 cucchiaino al dì.

Coriandolo, g 10 • *Anice,* g 10 • *Genziana,* g 5 • *Tarassaco,* g 5 • *Angelica,* g 10 • *Menta,* g 10.
2 cucchiaini di miscela per 150 cc d'acqua bollente. Filtrare dopo 30 minuti. Bere 2 preparati al giorno.

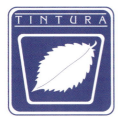

Miscelare — ana parti — le tinture di: **Genziana • Cola • Menta.**
10 gocce in poca acqua 3-4 volte al giorno.

Miscelare — ana parti — le tinture di: **Acchillea • Balsamite • Coriandolo • Angelica.**
10 gocce in poca acqua 3-4 volte al giorno.

Miscelare — ana parti — le tinture di: **Cinquefoglio • Cola • Galanga.**
10 gocce in poca acqua 3-4 volte al giorno.

Laringite

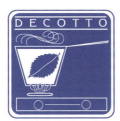

Quercia, g 30 • **Nespolo** foglie, g 30 • **Tormentilla**, g 50.
Far bollire 3 cucchiai di miscela in 750 cc di acqua per 2 minuti. Filtrare dopo 30 minuti. Effettuare gargarismi.

Rovo, g 20 • **Lampone**, g 10 • **Quercia** foglie, g 20 • **Prugnolo** foglie, g 15.
Bollire in 3 l d'acqua per 5 minuti 5 cucchiai di miscela. Filtrare a freddo. Usare per gargarismi.

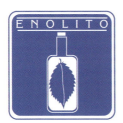

Rosmarino, A.L.
Gargarismi.

Miscelare — ana parti — gli enoliti di: **Borsa del pastore • Issopo • Timo.**

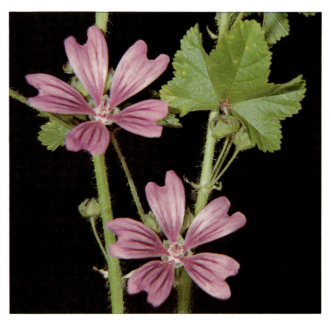

Malva (Malva sylvestris).

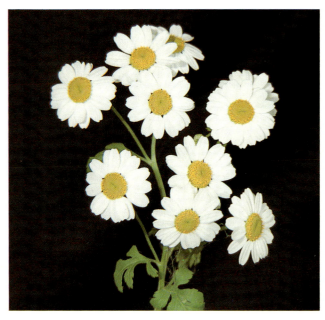

Matricaria (Chrysanthemum parthemium).
Melanzana (Solanum melongena).

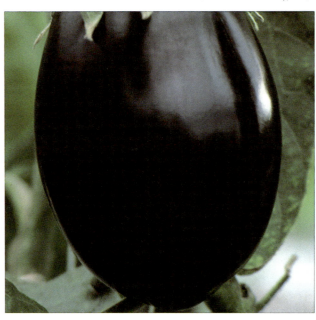

Erbe e salute

Gargarismi.

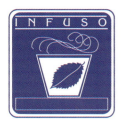

Farfara, g 10 • ***Noce*** foglie, g 15 • ***Salvia,*** g 20 • ***Malva,*** g 15.
3 cucchiai da tavola di miscuglio in 500 cc d'acqua calda a 40 °C. Filtrare dopo 1 ora. Effettuare gargarismi.

Issopo, g 15 • ***Altea,*** g 30 • ***Lavatera,*** g 30.
3 cucchiai da tavola di miscuglio in 500 cc d'acqua calda a 40 °C. Filtrare dopo 1 ora. Effettuare gargarismi.

Sambuco fiori, g 25 • ***Issopo,*** g 15 • ***Iperico,*** g 10 • ***Malva,*** g 15.
3 cucchiai da tavola di miscuglio in 500 cc d'acqua calda a 50 °C. Filtrare dopo 1 ora. Effettuare gargarismi.

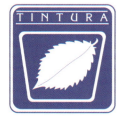

Origano, A.L.
1 cucchiaino di tintura in 200 cc di acqua. Fare gargarismi.

Miscelare — ana parti — le tinture di: ***Maggiorana*** • ***Origano.***
20 gocce 3 volte al dì in poca acqua.

Miscelare — ana parti — le tinture di: ***Limone*** • ***Santoreggia.***
20 gocce 3 volte al dì in poca acqua.

Miscelare — ana parti — le tinture di: ***Tormentilla*** • ***Anserina*** • ***Quercia.***
20 gocce 3 volte al dì in poca acqua.

Ribes, A.L.
10 gocce in acqua 3 volte al dì.

Leucorrea

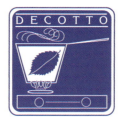

Noce foglie, g 10 • ***Ortica*** foglie, g 15 • ***Bistorta*** radice, g 20.
Bollire in 2 l d'acqua per 5 minuti 8 cucchiai di erbe. Filtrare a freddo. Effettuare lavande.

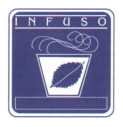

Farfara, g 25 • ***Borsa del pastore,*** g 25 • ***Milzadella,*** g 30.
3 cucchiai di miscela in 1 l d'acqua bollente. Filtrare a raffreddamento con carta da filtro. Effettuare lavaggi.

Rosmarino, g 20 • ***Lavanda,*** g 10 • ***Achillea,*** g 10 • ***Timo,*** g 5.
3 cucchiai di miscela in 1 l d'acqua bollente. Filtrare a raffreddamento con carta da filtro. Effettuare lavaggi.

Tormentilla, g 15 • ***Cinquefoglio,*** g 15 • ***Noce*** foglie, g 25 • ***Piantaggine,*** g 10 • ***Rovo*** foglie, g 25.
4 cucchiai di miscela in 1 l d'acqua bollente. Lasciare riposare 1 ora, poi filtrare accuratamente. Effettuare lavande.

Borsa del pastore, g 10 • ***Alchemilla,*** g 10 • ***Salicaria,*** g 15 • ***Parietaria,*** g 15.
3 cucchiai di miscela in 1 l d'acqua bollente. Filtrare a raffreddamento con carta da filtro. Effettuare lavaggi.

Iperico, g 25 • ***Centinodio,*** g 10 • ***Cinquefoglio,*** g 15 • ***Salvia,*** g 10 • ***Altea,*** g 25.
3 cucchiai di miscela in 1 l d'acqua bollente. Filtrare a raffreddamento con carta da filtro. Effettuare lavaggi.

Salvia, g 10 • ***Camomilla,*** g 25 • ***Anserina,*** g 15 • ***Equiseto,*** g 10 • ***Rosmarino,*** g 15.
4 cucchiai di miscela in 1 l d'acqua bollente. Lasciare riposare 1 ora, poi filtrare accuratamente. Effettuare lavande.

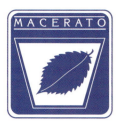

Faggio foglie, g 20 • **Rovo** foglie, g 20 • **Lampone** foglie, g 15 • **Farfara**, g 15 • **Timo**, g 10.
Macerare in 1 l d'acqua a temperatura ambiente, 4 cucchiai di erbe per 12 ore. Filtrare accuratamente. Effettuare lavaggi.

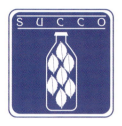

Ortica, A.L.
2 cucchiai al dì in acqua.

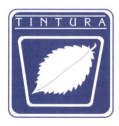

Milzadella, A.L.
10 gocce 3 volte al giorno in acqua.

Salicaria, A.L.
10 gocce 3 volte al giorno in acqua.

Mastite

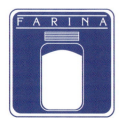

Fava farina • **Granturco** farina.
Bollire con acqua la miscela di farine fino a formare un

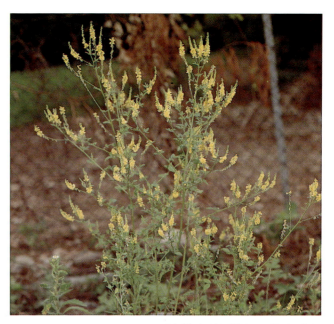

Meliloto (Melilotus officinalis).

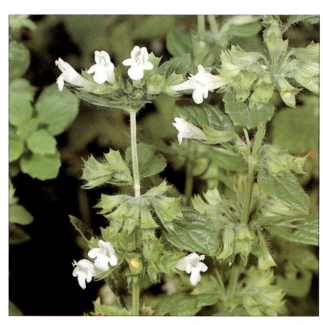

Melissa (Melissa officinalis).
Melo (Pyrus malus).

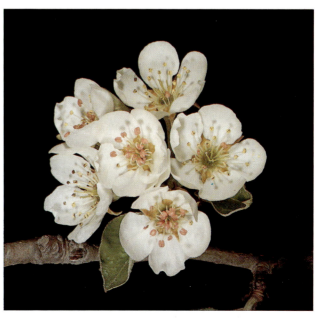

cataplasma che sarà applicato tiepido e rinnovato a raffreddamento.

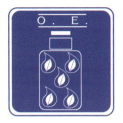

Miscelare — ana parti — gli O. E. di: **Lavanda • Origano • Camomilla • Cumino.**
Umettare delle falde e sovrapporle alle mammelle.

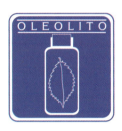

Miscelare — ana parti — gli oleoliti di: **Ruta • Giglio • Camomilla.**
Umettare delle falde e sovrapporle alle mammelle.

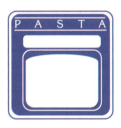

Parietaria, *1 parte* • **Crusca**, *1 parte* • **Giusquiamo** oleolito, A.L.
Cuocere in bastante acqua la parietaria e la crusca, fino a ottenere una pasta. Aggiungere una quantità a piacere di oleolito e applicare per mezzora. Rinnovare 2 volte al dì.

Ana parti: **Fieno greco** farina • **Parietaria** tritata.
Far bollire con acqua la miscela fino a ottenere una pasta di giusta consistenza. Applicare.

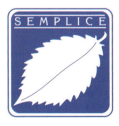

Ana parti: **Giglio** polpa • **Parietaria** tritata • **Sambuco** foglie tritate.
Applicare sulle mammelle.

Menopausa

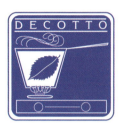

Borsa del pastore, *g 5* • **Camomilla**, *g 20* • **Centaurea minore**, *g 5*.
Decotto di 2 cucchiaini di erbe in 100 cc di acqua. Bollitura 2 minuti. Filtraggio a freddo. Bere 3 tazzine al giorno.

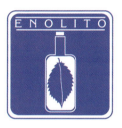

Salvia, A.L.
Bere 4-5 bicchierini da liquore al giorno.

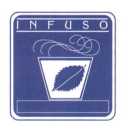

Pervinca, *g 25* • **Vischio**, *g 10* • **Tasso barbasso**, *g 10*.
2 cucchiaini di miscela per 150 cc d'acqua bollente. Filtrare dopo 20 minuti. Bere 2 infusi al giorno.

Arancio fiori, *g 15* • **Tiglio** fiori, *g 30* • **Primola** fiori, *g 20* • **Cardiaca**, *g 20* • **Passiflora**, *g 30* • **Melissa**, *g 20*.
2 cucchiaini di miscela in 100 cc di acqua bollente. Filtrare a freddo. Bere 3 preparati al giorno lentamente.

Artemisia, *g 10* • **Assenzio**, *g 5* • **Camomilla**, *g 5* • **Luppolo**, *g 15*.
1 cucchiaino di erba in 250 cc di acqua bollente. Filtrare dopo 20 minuti. Bere in 2 riprese durante il giorno.

Galega, g 5 • **Matricaria**, g 20 • **Sambuco** fiori, g 10 • **Artemisia**, g 5.
2 cucchiaini di erbe in 250 cc di acqua bollente. Filtrare dopo 20 minuti. Bere in 2 riprese durante il giorno.

Ortica semi, g 25 • **Luppolo**, g 20 • **Passiflora**, g 20 • **Biancospino**, g 25.
3 cucchiaini di miscela in 200 cc d'acqua a 40 °C. Filtrare dopo aver fatto riposare 35 minuti. Bere ogni giorno 3 preparati, mielati, lentamente.

Matricaria, g 10 • **Santoreggia**, g 5 • **Crescione**, g 25 • **Lattuga scariola**, g 15.
2 cucchiaini di miscela in 100 cc di acqua bollente. Filtrare a freddo. Bere 3 preparati al giorno lentamente.

Asparago, g 30 • **Salice** foglie, g 10 • **Ortica** semi, g 20 • **Assenzio**, g 5 • **Tarassaco**, g 10.
2 cucchiaini di miscela per 150 cc d'acqua bollente. Filtrare dopo 20 minuti. Bere 2 infusi al giorno.

Alchemilla, g 15 • **Luppolo**, g 15 • **Farfara**, g 30 • **Rosolaccio**, g 15 • **Biancospino**, g 20.
3 cucchiaini di miscela per 250 cc d'acqua bollente. Filtrare dopo 40 minuti. Bere 2 infusi al giorno.

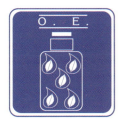

Miscelare — ana parti — gli O. E. di: **Coriandolo** • **Anice** • **Finocchio**.
3 gocce su zolletta di zucchero 3 volte al dì.

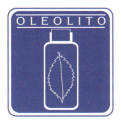

Ruta, A.L.
5 gocce 2 volte al dì, su zolletta di zucchero.

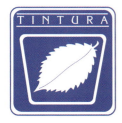

Borsa del pastore, A.L.

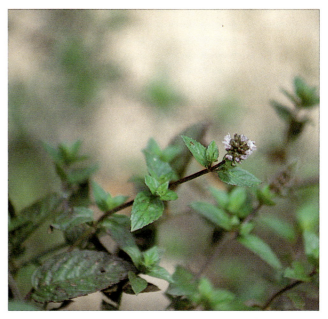

Menta (Mentha piperita).

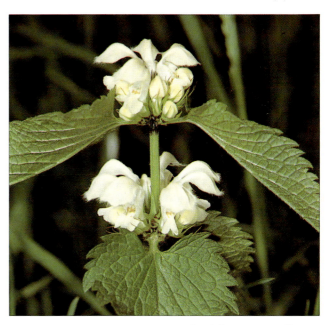

Milzadella (Lamium album).
Mirride (Myrris odorata).

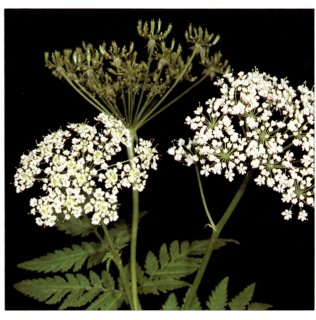

Erbe e salute

10 gocce 3 volte al dì, in poca acqua.

<u>Miscelare — ana parti — le tinture di:</u> **Arancio • Camomilla • Centaurea minore • Ruta.**
1 cucchiaino in 100 cc di acqua. 2 preparati al dì.

<u>Miscelare — ana parti — le tinture di:</u> **Achillea • Rosolaccio • Lattuga scariola.**
20 gocce in acqua 5-6 volte al giorno.

Vedi anche **Vampate da menopausa.**

Mialgia

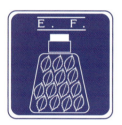

<u>Miscelare — ana parti — gli E. F. di:</u> **Frassino • Carciofo • Salvia • Achillea** .
4-5 cucchiaini durante la giornata.

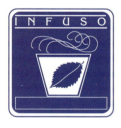

Sambuco, g 20 • **Fumaria,** g 20 • **Origano,** g 15 • **Spirea olmaria,** g15 • **Rosmarino,** g 30.
3 cucchiai da tavola di miscuglio in 500 cc d'acqua calda a 40 °C. Filtrare dopo 1 ora. Bere 3 tazzine di preparato al dì.

Luppolo, g 5 • **Arancio** scorza, g 10 • **Melissa,** g 15 • **Cardo santo,** g 5 • **Canapa acquatica** foglie, g 20.
1 cucchiaino di piante in 150 cc d'acqua bollente. Filtrare dopo 15 minuti. Bere 3 preparati al giorno.

Spirea olmaria, g 15 • **Frassino** , g 20 • **Dulcamara,** g 15 • **Issopo,** g 15.
3 cucchiai da tavola di miscuglio in 500 cc d'acqua calda a 40 °C. Filtrare dopo 1 ora. Bere 3 tazzine di preparato al dì.

Betulla, g 30 • **Verga d'oro,** g 20 • **Tarassaco,** g 15 • **Biancospino,** g 20 • **Timo,** g 5.
1 cucchiaino di piante in 150 cc d'acqua bollente. Filtrare dopo 15 minuti. Bere 3 preparati al giorno.

Sambuco, g 10 • **Parietaria,** g 20 • **Frassino,** g 20 • **Mugo** aghi, g 15 • **Maggiorana,** g 5.
1 cucchiaino di piante in 200 cc d'acqua bollente. Filtrare dopo 20 minuti. Bere 3 preparati al giorno.

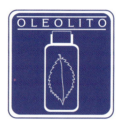

Giusquiamo, A.L.
Usare in frizioni.

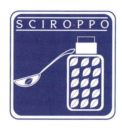

<u>Miscelare — ana parti — gli sciroppi di:</u> **Spirea olmaria • Biancospino.**
3 cucchiai al dì.

Rosmarino, A.L.
3 cucchiai al dì.

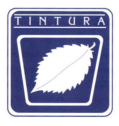

Iperico, A.L.
Usare in frizioni.

Canfora, A.L.
Usare in frizioni.

Capsico, A.L.
Usare in frizioni.

Dentaria, A.L.
Usare in frizioni.

Miscelare — ana parti — le tinture di: **Tarassaco • Genziana • Cipresso.**
20 gocce 3 volte al dì in poca acqua.

Nausea

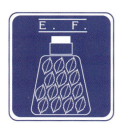

Miscelare — ana parti — gli E. F. di: **Salicaria • Cardo santo • Sambuco • Ortica.**
2 cucchiaini in poca acqua, 3 volte al giorno.

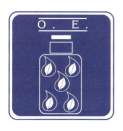

Miscelare — ana parti — gli O. E. di: **Timo • Coriandolo • Anice**.
2 gocce su zolletta di zucchero. Ripetere dopo mezzora se necessario.

Miscelare — ana parti — gli O. E. di: **Finocchio • Cumino • Sedano.**
2 gocce su zolletta di zucchero. Ripetere dopo mezzora se necessario.

Miscelare — ana parti — le polveri di: **Salvia pratense • Salvia • Fico • Tarassaco.**
1/2 cucchiaino di preparato in cialda. 2 al dì.

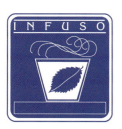

Centaurea minore, g 5 • **Camomilla**, g 15 • **Malva**, g 30 • **Lavatera**, g 30 • **Menta**, g 20.

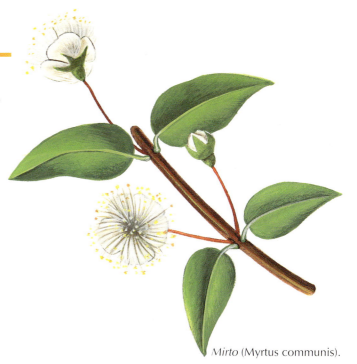

Mirto (Myrtus communis).

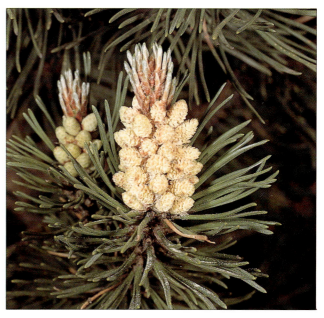

Mugo (Pinus pumilio).
Nespolo (Mespilus germanica).

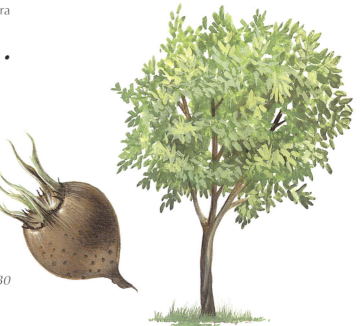

Erbe e salute

3 cucchiaini di miscela in 250 cc d'acqua bollente. Filtrare dopo 15 minuti. Bere 3 preparati al dì.

Ginepro, g 20 • **Piantaggine**, g 20 • **Borragine**, g 15 • **Olmo**, g 30 • **Polipodio**, g 30.
2 cucchiaini per 150 cc di acqua calda a 50 °C. Filtrare dopo 20 minuti. Bere 3 preparati al dì.

Calamo aromatico, g 5 • **Trifoglio fibrino**, g 5 • **Enula**, g 30 • **Tiglio** fiori, g 20 • **Camomilla**, g 20.
2 cucchiaini per 200 cc di acqua calda a 50 °C. Filtrare dopo 30 minuti. Bere 3 preparati al dì.

Centaurea minore, g 5 • **Genziana**, g 5 • **Cardo santo**, g 10.
1 cucchiaino d'erba per 150 cc d'acqua bollente. Filtrare dopo 10 minuti. Bere calda lentamente.

Polio montano, g 30 • **Achillea**, g 10 • **Origano**, g 5.
3 cucchiaini in 200 cc d'acqua bollente. Riposo 30 minuti. Filtrare e bere lentamente.

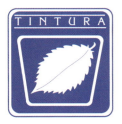

Miscelare — ana parti — le tinture di: **Artemisia** • **Arancio** scorza • **Ruta** • **Calamo aromatico**.
10 gocce in poca acqua. Ripetere se necessario dopo mezzora.

Miscelare — ana parti — le tinture di: **Genziana** • **Tarassaco** • **Cicoria**.
20 gocce in poca acqua, ripetute a breve distanza se necessario.

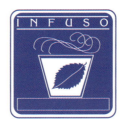

Achillea, g 15 • **Timo**, g 10 • **Basilico**, g 10.
3 cucchiaini in 200 cc d'acqua bollente. Riposo 30 minuti. Filtrare e bere lentamente.

Menta, g 25 • **Angelica**, g 10 • **Melissa**, g 25.
2 cucchiaini per 200 cc di acqua calda a 50 °C. Filtrare dopo 30 minuti. Bere 3 preparati al dì.

Iperico, g 10 • **Calaminta**, g 10 • **Camomilla**, g 20 • **Biancospino**, g 15.
2 cucchiaini per 200 cc di acqua calda a 50 °C. Filtrare dopo 30 minuti. Bere 3 preparati al dì.

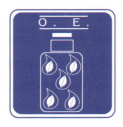

Miscelare — ana parti — gli O. E. di: **Coriandolo** • **Menta** • **Finocchio**.
Diluire 3 cucchiaini di miscela in 10 cucchiaini di olio di oliva. Effettuare frizioni sulla zona dolorosa.

Nevralgia

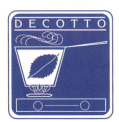

Edera, A.L.
Bollire 1 manciata d'edera in 1 l d'acqua per 30 minuti. Sovrapporre alla zona dolorosa un panno imbevuto di decozione.

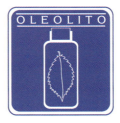

Giusquiamo, A.L.
Effettuare frizioni sulla zona dolorante.

Morella, A.L.
Effettuare frizioni sulla zona dolorante.

Stramonio, A.L.
Effettuare frizioni sulla zona dolorante.

Pioppo gemme, A.L.
Effettuare frizioni sulla zona dolorante.

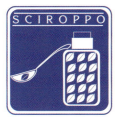

<u>Miscelare — ana parti — gli sciroppi di:</u> **Rosolaccio • Menta • Ribes.**
4 cucchiai durante la giornata.

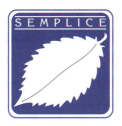

Morella, A.L.
Pestare in un mortaio di pietra una quantità sufficiente di erba. Ridotta in poltiglia, sovrapporla alla parte dolente.

Tasso barbasso foglie, A.L.
Contundere le foglie e umettarle con acqua. Sovrapporre alla zona mantendendole in loco per almeno 1 ora.

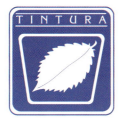

Aglio, A.L.
Effettuare frizioni sulla zona dolorante.

Canfora, A.L.
Effettuare frizioni sulla zona dolorante.

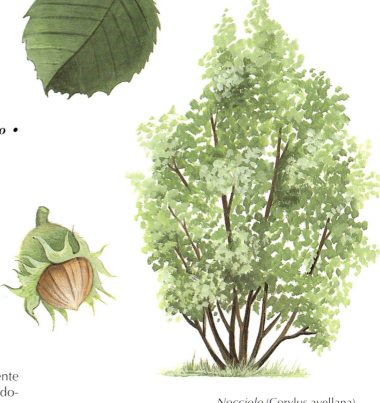

Nocciolo (Corylus avellana).

Noce (Juglans regia).

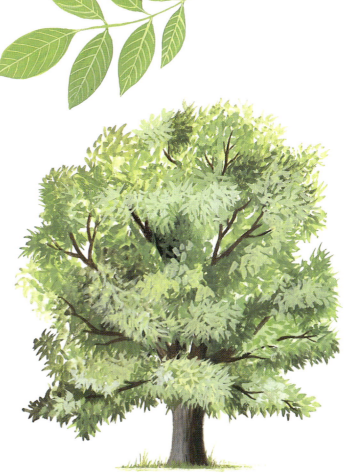

Obesità

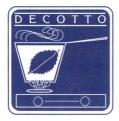

Asparago, g 50 • **Sedano** radice, g 20 • **Sambuco** radice, g 20 • **Fieno greco** semi, g 10.
3 cucchiaini di miscela in 300 cc d'acqua. Bollitura 2 minuti. Filtraggio a freddo. Bere 4 tazzine di decotto al dì.

Romice bastardo, g 30 • **Romice crespo**, g 15 • **Fuco**, g 50 • **Pelosella**, g 50 • **Ciliegio** peduncoli, g 30.
3 cucchiaini di miscela in 300 cc d'acqua. Bollitura 5 minuti. Filtraggio a freddo. Bere 5 tazzine di decotto al dì. Non effettuare la cura se vi sono malattie alla tiroide.

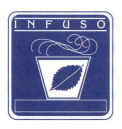

Asparago, g 30 • **Ononide**, g 20 • **Romice crespo**, g 15 • **Frangula**, g 20 • **Marrubio**, g 20 • **Salvia**, g 20.
3 cucchiaini in 200 cc d'acqua bollente. Riposo 30 minuti. Filtrare e bere lentamente 3 preparati al dì.

Camomilla, g 15 • **Rabarbaro**, g 20 • **Parietaria**, g 15.
3 cucchiaini in 200 cc d'acqua bollente. Riposo 30 minuti. Filtrare e bere lentamente 3 preparati al dì.

Granturco barbe, g 30 • **Parietaria**, g 15 • **Sambuco** foglie, g 10 • **Liquirizia**, g 15.
3 cucchiaini in 200 cc d'acqua bollente. Riposo 30 minuti. Filtrare e bere lentamente 3 preparati al dì.

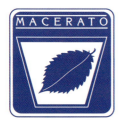

Corallina di Corsica, g 5 • **Fuco**, g 10.
Macerare per 12 ore in 100 cc di acqua fredda, 1 cucchiaino di miscela. Filtrare e bere 2 preparati al giorno lontani dai pasti. Non effettuare questa cura se vi sono malattie alla tiroide.

Frassino, g 30 • **Fuco**, g 50 • **Corallina di Corsica**, g 50 • **Rabarbaro**, g 10.
Macerare in 1 l d'acqua fredda per 12 ore 3 cucchiai di miscela. Portare poi a ebollizione e attendere che si raffreddi. Filtrare. Bere ogni giorno 3 tazzine di preparato lontano dai pasti. Non effettuare la cura in presenza di malattie alla tiroide.

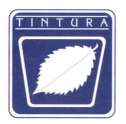

Fuco, cc 50 • **Pelosella**, cc 40.
50 gocce 2 volte al giorno in poca acqua. Non usare se si vi sono malattie alla tiroide.

Odontalgia

Vedi **Carie.**

Orticaria

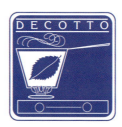

Edera, A.L.
Far bollire 1 manciata di pianta fresca in 1 l d'acqua per 30 minuti a fuoco lento. Filtrare a raffreddamento. Effettuare lavaggi della parte.

Tasso barbasso, A.L.
Far bollire 1 manciata di pianta fresca in 1 l d'acqua per 10 minuti a fuoco lento. Filtrare a raffreddamento. Effettuare lavaggi della parte.

Faggio foglie, A.L.
Far bollire 1 manciata di pianta fresca in 1 l d'acqua per 30 minuti a fuoco lento. Filtrare a raffreddamento. Effettuare lavaggi della parte.

Fumaria, g 10 • **Dulcamara**, g 10 • **Cicoria**, g 5 • **Tarassaco**, g 5 • **Genziana**, g 5.
3 cucchiaini di miscela in 300 cc d'acqua. Bollitura 2 minuti. Filtraggio a freddo. Bere 4 tazzine di decotto al dì.

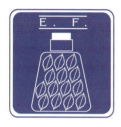

Miscelare — ana parti — gli E. F. di: **Romice bastardo** • **Frassino** • **Marrubio** • **Achillea**.
4 cucchiaini in poca acqua, 3 volte al giorno.

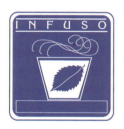

Pelosella, g 15 • **Ribes**, g 50 • **Parietaria**, g 20.
3 cucchiai da tavola di miscuglio in 500 cc d'acqua calda a 40 °C. Filtrare dopo 1 ora. Bere 3 tazzine di preparato al dì.

Granturco barbe, g 15 • **Malva**, g 20 • **Achillea**, g 30.
3 cucchiaini in 200 cc d'acqua bollente. Riposo 30 minuti. Filtrare e bere lentamente.

Ortica, g 20 • **Parietaria**, g 20 • **Borsa del pastore**, g 10 • **Ononide**, g 20 • **Verga d'oro**, g 25.
2 cucchiai da tavola di miscuglio in 300 cc d'acqua calda a 50 °C. Filtrare dopo 1 ora. Bere 3 tazzine di preparato al dì.

Centaurea minore, g 20 • **Carciofo**, g 10 • **Enula**, g 10 • **Artemisia**, g 5.
3 cucchiaini in 200 cc d'acqua bollente. Riposo 30 minuti. Filtrare e bere lentamente.

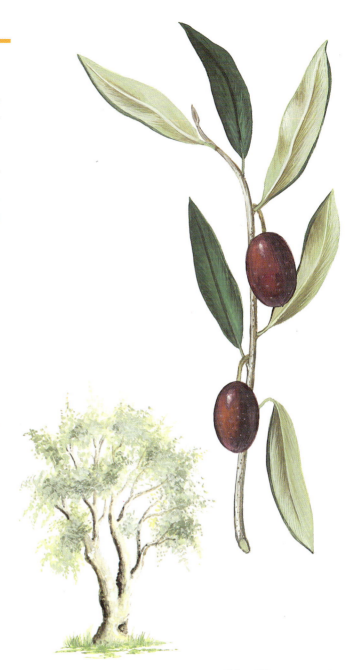

Olivo (Olea europaea).
Olmo (Ulmus campestris).

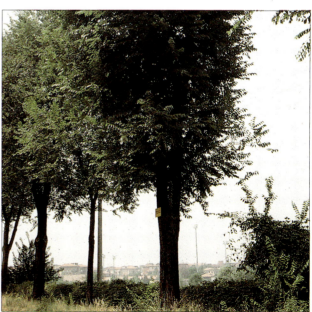

Erbe e salute

Orzaiolo

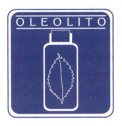

Ortica, A.L.
Usare in leggere frizioni sulla zona dolente.

Canfora, A.L.
Usare in leggere frizioni sulla zona dolente.

Edera, A.L.
Usare in leggere frizioni sulla zona dolente.

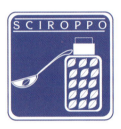

Miscelare — ana parti — gli sciroppi di: **Rosmarino • Limone • Achillea.**
4 cucchiai al dì.

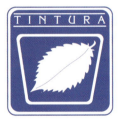

Menta, A.L.
Diluire 1 parte di tintura in 2 di acqua. Usare in leggere frizioni sulla zona dolente.

Aloè, A.L.
10 gocce in poca acqua 3 volte al dì.

Assenzio, A.L.
10 gocce in poca acqua 3 volte al dì.

Ortica, A.L.
10 gocce in poca acqua 3 volte al dì.

Miscelare — ana parti — le tinture di: **Tarassaco • Ioseride • Frangula • Romice bastardo.**
20 gocce in poca acqua 3 volte al dì.

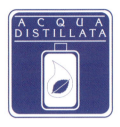

Sambuco fiori, A.L.
Effettuare lavaggi con bicchierino oftalmico.

Eufrasia, A.L.
Effettuare lavaggi con bicchierino oftalmico.

Rovo, A.L.
Effettuare lavaggi con bicchierino oftalmico.

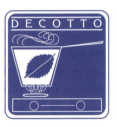

Salicaria, A.L.
Bollire 1 cucchiaino di pianta in 100 cc di acqua per 5 minuti. Filtrare con carta da filtro ed effettuare lavaggi con bicchierino oftalmico.

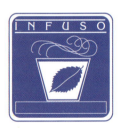

Parietaria, g 5 • **Noce**, g 15 • **Nocciolo** foglie, g 20 • **Menta**, g 5.
2 cucchiaini in 150 cc d'acqua bollente. Riposo 30 minuti. Filtrare e bere lentamente.

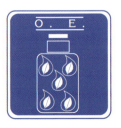

Miscelare — ana parti — gli O. E. di: **Lavanda • Limone.**
Effettuare pennellature con la miscela.

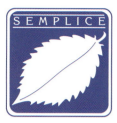

Olmo *linfa, A.L.*
Effettuare lavaggi con bicchierino oftalmico.

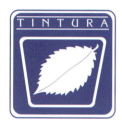

<u>MIscelare — ana parti — le tinture di:</u> **Rovo • Ribes.**
20 gocce in acqua 2 volte al dì.

Otalgia

Vedi Otite.

Otite

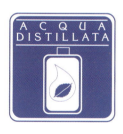

Sambuco *fiori A.L.*
Riscaldare di pochi gradi l'acqua distillata ed effettuare impacchi con panni intrisi.

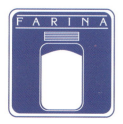

Lino, *g 20* • **Fieno greco**, *g 20.*

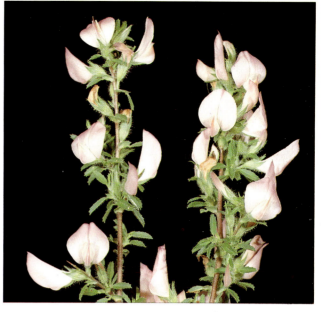

Ononide (Ononis spinosa).

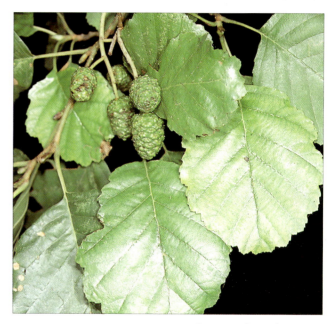

Ontano (Alnus glutinosa).
Origano (Origanum vulgare).

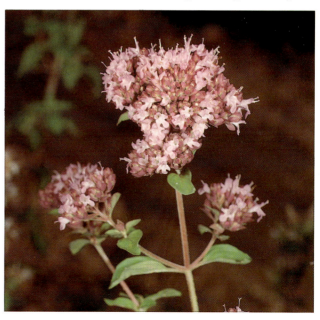

Erbe e salute

Miscelare le farine con bastante acqua a formare un cataplasma da sovrapporre alla parte. Rinnovare appena freddo.

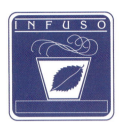

Timo, g 5 • **Santoreggia,** g 5 • **Parietaria,** g 10.
2 cucchiaini di piante in 200 cc d'acqua bollente. Filtrare dopo 10 minuti. Bere 3 preparati al dì.

Altea, g 15 • **Lavatera,** g 15 • **Calendola,** g 20 • **Alchemilla,** g 15.
2 cucchiaini per 200 cc di acqua calda a 50 °C. Filtrare dopo 30 minuti. Bere 3 preparati al dì.

Alchemilla, g 10 • **Equiseto,** g 15 • **Salicaria,** g 20 • **Piantaggine,** g 10 • **Sambuco** foglie, g 5 • **Achillea,** g 10.
2 cucchiaini di piante in 200 cc d'acqua bollente. Filtrare dopo 10 minuti. Bere 3 preparati al dì.

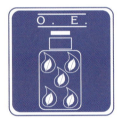

Pino, 2 gocce.
Miscelare con 1 cucchiaino di olio di mandorle. Poche gocce nel dotto uditivo. Lasciare permanere. Rinnovare 3 volte al giorno.

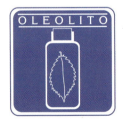

Giusquiamo, A.L.
Usare in frizioni locali. Introdurre nell'orecchio un po' di cotone intriso di oleolito.

Stramonio, A.L.
Usare in frizioni locali. Introdurre nell'orecchio un po' di cotone intriso di oleolito.

Morella, A.L.
Usare in frizioni locali. Introdurre nell'orecchio un po' di cotone intriso di oleolito.

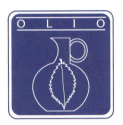

Mandorle, A.L.
Poche gocce nel dotto uditivo. Lasciare permanere. Rinnovare sera e mattina.

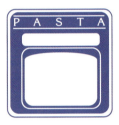

Malva, a.l • **Parietaria,** A.L. • **Fieno greco** farina, A.L.
Tritare a piacere una quantità bastante di parietaria e di malva, poi unire la farina di fieno greco, aggiungendo l'acqua necessaria a formare un impasto omogeneo. Sovrapporre alla parte. Rinnovare 2 volte al giorno. Permanenza non inferiore all'ora.

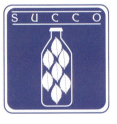

Ortica, A.L.
Introdurre nell'orecchio un po' di cotone intriso di succo.

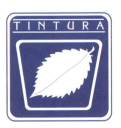

<u>Miscelare — ana parti — le tinture di:</u> **Fumaria** • **Bardana** • **Ribes** • **Cipresso.**

10 gocce, con poca acqua, 3 volte al dì.

Iperico, A.L.
20 gocce 3 volte al dì.

Ozena

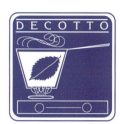

Rovo, g 15 • *Bistorta,* g 10 • *Timo,* g 15.
Bollire in 100 cc di acqua per 2 minuti 2 cucchiaini di miscela. Filtrare dopo 20 minuti. Usare in nebulizzazioni nasali.

Alchemilla, g 20 • *Faggio* foglie, g 10 • *Eucalipto,* g 25.
Bollire in 100 cc di acqua per 2 minuti 2 cucchiaini di miscela. Filtrare dopo 20 minuti. Usare in nebulizzazioni nasali.

Mugo aghi, g 25 • *Salvia,* g 10 • *Menta,* g 10 • *Santoreggia,* g 15.
Bollire in 100 cc di acqua per 2 minuti 2 cucchiaini di miscela. Filtrare dopo 20 minuti. Usare in nebulizzazioni nasali.

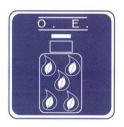

Lavanda, A.L.
Disciogliere 1 parte di essenza con 2 parti d'olio di oliva. Intridere del cotone e introdurlo nelle narici.

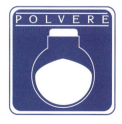

Miscelare — ana parti — le polveri di: **Salicaria** • **Sambuco.**
Inspirare la polvere.

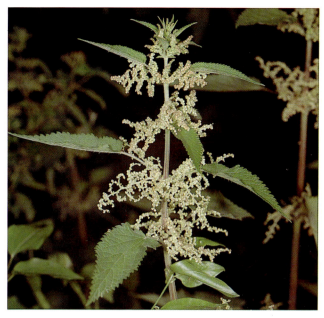

Ortica (Urtica urens).

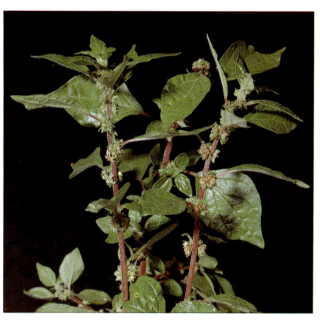

Parietaria (Parietaria officinalis).
Pero (Pyrus communis).

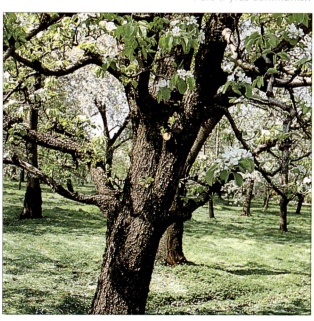

Erbe e salute

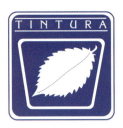

Miscelare — ana parti — le tinture di: **Timo • Origano • Cajeput • Mugo.**
10 gocce di miscela in 50 cc d'acqua. Inspirare col naso per quanto possibile.

Panereccio

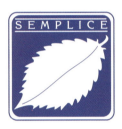

Semprevivo, A.L.
Schiacciare alcune foglie carnose e legarle sul panereccio.

Romice crespo foglie, A.L.
Contundere alcune foglie, umettarle con burro e sovrapporre.

Giglio bianco bulbo, A.L.
Schiacciare alcune tuniche del bulbo e sovrapporle alla parte.

Cipresso resina, A.L.
Usarla direttamente sul panereccio.

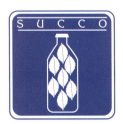

Cipolla, A.L.
A 1 parte di succo di cipolla unire 3 parti di sugna. A fuoco lento amalgamare il tutto e lasciare raffreddare. Usare il preparato in unzioni sul panereccio.

Parietaria, A.L.
A 1 parte di succo di cipolla unire 3 parti di sugna. A fuoco lento amalgamare il tutto e lasciare raffreddare. Usare il preparato in unzioni sul panereccio.

Pedicolosi

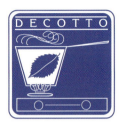

Edera, A.L.
Bollire 1 manciata d'edera in 1 l d'acqua per 40 minuti a fuoco lento. Filtrare a raffreddamento. Lavare il capo col decotto.

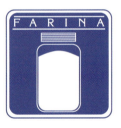

Lupino, A.L.
Preparare un impasto di farina e acqua. Sovrapporre al capo lasciandolo circa 1 ora. Ripetere fino a raggiungimento dello scopo.

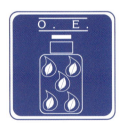

Miscelare — ana parti — gli O. E. di: **Lavanda • Menta.**
Infondere in 2 parti di alcol a 30°, 1 parte di miscela di essenze. Usare in frizioni sul capo.

Miscelare — ana parti — gli O. E. di: **Anice • Coriandolo • Lavanda.**
Usare la miscela pura in frizioni sul capo.

Elicriso italico, A.L.
Miscelare 1 parte di O. E. con 2 parti di alcol a 40°. Frizionare il cuoio capelluto col preparato. Assicurarsi non vi siano ferite.

Pertosse

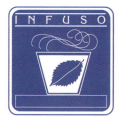

Farfara, *g 15* • ***Castagno*** *foglie, g 20* • ***Valeriana,*** *g 5* • ***Edera terrestre,*** *g 30.*
3 cucchiaini di miscela in 200 cc d'acqua a 50 °C. Riposo 15 minuti. Bere più tazzine di preparato.

Origano, *g 5* • ***Lavanda,*** *g 15* • ***Issopo,*** *g 25* • ***Pesco*** *fiori, g 15* • ***Rosolaccio,*** *g 10.*
3 cucchiai di miscela in 1/2 l d'acqua bollente. Filtrare dopo 10 minuti. Bere più tazzine al giorno.

Edera, *g 5* • ***Edera terrestre,*** *g 30* • ***Tasso barbasso,*** *g 25* • ***Issopo,*** *g 20* • ***Sambuco*** *fiori, g 10.*
3 cucchiaini di miscela in 200 cc d'acqua a 50 °C. Riposo 15 minuti. Bere più tazzine di preparato.

Primola, *g 30* • ***Polmonaria,*** *g 10* • ***Valeriana,*** *g 5* • ***Marrubio,*** *g 5* • ***Passiflora,*** *g 25* • ***Rosolaccio,*** *g 15* • ***Lattuga scariola,*** *g 20.*
2 cucchiaini di miscela in 200 cc d'acqua bollente. Filtrare a raffreddamento. Bere più tazzine.

Biancospino, *g 20* • ***Erba luigia,*** *g 25* • ***Altea,*** *g 30* • ***Lavatera,*** *g 15* • ***Angelica,*** *g 20* • ***Ambrosia,*** *g 20.*
3 cucchiai di miscela in 1/2 l d'acqua bollente. Filtrare dopo 10 minuti. Bere più tazzine al giorno.

Castagno *foglie, g 30* • ***Ippocastano*** *foglie, g 30* • ***Buon Enrico,*** *g 10* • ***Menta,*** *g 5* • ***Eucalipto,*** *g 10.*
3 cucchiaini di miscela per 200 cc d'acqua bollente. Filtrare dopo 15 minuti. Bere più preparati al dì.

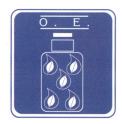

<u>Miscelare — ana parti —</u> gli O. E. di: **Cipresso** • **Mugo**.
10 gocce in 1 tazza di latte tiepido. Sorseggiare.

<u>Miscelare — ana parti —</u> gli O. E. di: **Maggiorana** • **Lavanda**.
10 gocce in 1 tazza di latte tiepido. Sorseggiare.

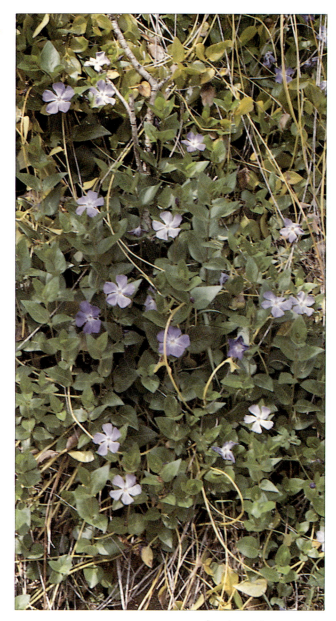

Pervinca (Vinca minor).
Petasite (Petasites officinalis).

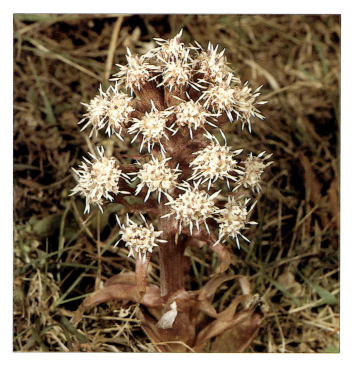

Erbe e salute

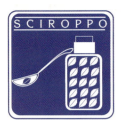

Castagno, A.L.
1 cucchiaio più volte al dì.

<u>Miscelare — ana parti — gli sciroppi di:</u> **Rosolaccio • Erisimo • Farfara.**
1 cucchiaio più volte al dì.

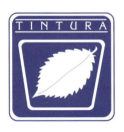

Castagno foglie, A.L.
15 gocce in poca acqua zuccherata, 3-4 volte al giorno.

Drosera, A.L.
15 gocce in poca acqua zuccherata, 3-4 volte al giorno.

<u>Miscelare — ana parti — le tinture di:</u> **Erisimo • Agrimonia • Edera terrestre • Poligala.**
15 gocce in poca acqua zuccherata, 3-4 volte al dì.

Pollinosi

Vedi **Allergia da polline.**

Prurito

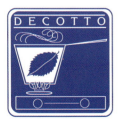

Fieno greco farina, g 10 • **Orzo,** g 10.
Far bollire in 1 l d'acqua per 20 minuti le droghe. Usare poi l'acqua di ebollizione per lavaggi sulle parti con prurito.

Farfara, g 20 • **Prugnolo** foglie, g 5 • **Uva spina** foglie, g 10 • **Nocciolo** foglie, g 10 • **Marrubio,** g 10.
3 cucchiaini di miscela in 300 cc d'acqua. Bollitura 2 minuti. Filtraggio a freddo. Bere 2 tazzine di decotto al dì.

Bardana, g 15 • **Fumaria,** g 10 • **Saponaria,** g 5 • **Ononide,** g 25.
3 cucchiaini di miscela in 300 cc d'acqua. Bollitura 2 minuti. Filtraggio a freddo. Bere 2 tazzine di decotto al dì.

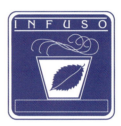

Dulcamara, g 10 • **Parietaria,** g 10 • **Saponaria,** g 5 • **Sambuco,** g 10.
2 cucchiaini in 150 cc d'acqua bollente. Riposo 30 minuti. Filtrare e bere lentamente. Più preparati al dì.

Sambuco foglie, g 20 • **Veronica,** g 10 • **Verga d'oro,** g 15 • **Ortica,** g 20.
2 cucchiaini di miscela per 200 cc d'acqua bollente. Filtrare dopo 15 minuti. Bere 2 preparati al dì.

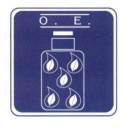

Timo, A.L. • **Menta.,** A.L.
Miscelare a piacere un numero pari di gocce di entrambe le essenze in polvere di riso. Usare quest'ultima in aspersione sulla parte pruriginosa.

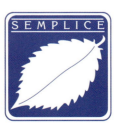

Menta, A.L.

Usarla strofinandola sulla zona pruriginosa.

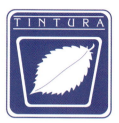

Menta, A.L.
Leggere frizioni sulla parte pruriginosa.

<u>Miscelare — ana parti — le tinture di:</u> **Piantaggine • Fumaria • Noce.**
15 gocce 2 volte al giorno.

Ribes, A.L.
15 gocce 2 volte al giorno.

Prurito anale

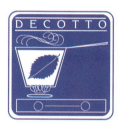

Menta, g 15 • **Santoreggia,** g 5 • **Betulla,** g 15 • **Parietaria,** g 20.
2 cucchiaini di erbe in 100 cc di acqua. Bollitura 2 minuti. Filtrare a freddo. Umettare la parte sovente.

Bistorta, g 30 • **Alchemilla,** g 25 • **Rovo,** g 15 • **Lampone,** g 15 • **Achillea,** g 30.
Bollire in 3 l d'acqua per 5 minuti 5 cucchiai di miscela. Filtrare a freddo. Usare per semicupio.

Achillea, g 15 • **Ippocastano** foglie, g 10 • **Cipresso** galbuli, g 20 • **Tarassaco** radice, g 10 • **Frangula,** g 10.
Bollire in 3 l d'acqua per 5 minuti 5 cucchiai di miscela. Filtrare a freddo. Usare per semicupio.

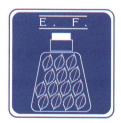

<u>Miscelare — ana parti — gli E. F. di:</u> **Fumaria • Sambuco • Alchemilla.**

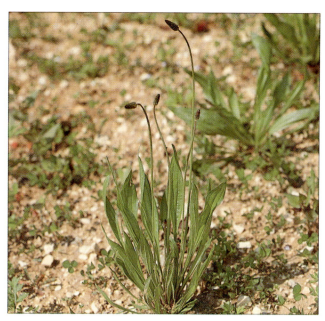

Piantaggine (Plantago major).

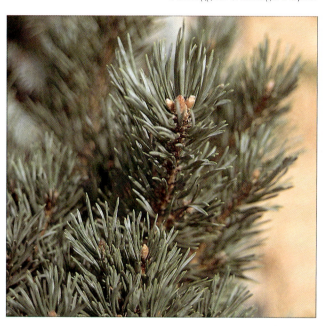

Pino (Pinus sylvestris).
Pioppo (Populus nigra).

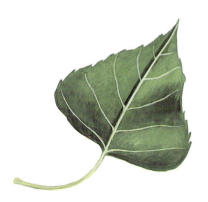

Erbe e salute

2 cucchiaini in acqua, 3 volte al giorno.

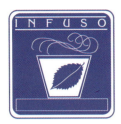

Canapa acquatica foglie, g 20 • **Centaurea minore,** g 10 • **Genziana,** g 5 • **Parietaria,** g 5.
3 cucchiaini di miscela in 200 cc di acqua bollente. Filtraggio dopo 20 minuti. Bere 3 preparati al dì. Usare la stessa preparazione tiepida sulla zona, con panni imbevuti. Rinnovare spesso.

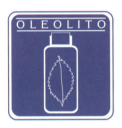

Giusquiamo, A.L.
Usare sulla zona pruriginosa. Rinnovare spesso.

Favagello, A.L.
Usare sulla zona pruriginosa. Rinnovare spesso.

Pioppo gemme, A.L.
Usare sulla zona pruriginosa. Rinnovare spesso.

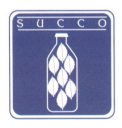

Parietaria, A.L.
5 cucchiai al dì, diluiti in acqua.

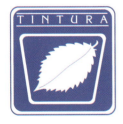

Salicaria, A.L.
15 gocce 3 volte al dì in acqua.

Cipresso, A.L.
10 gocce in acqua 3-4 volte al dì.

Cinquefoglio, A.L.
10 gocce in acqua 3-4 volte al dì.

Parietaria, A.L.
20 gocce 4 volte al giorno in poca acqua.

Prurito vulvare

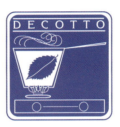

Luppolo, g 20 • **Farfara,** g 10 • **Borragine,** g 20 • **Bardana,** g 25.
Bollire in 3 l d'acqua per 5 minuti 5 cucchiai di miscela. Filtrare a freddo con carta da filtro. Usare per lavaggi.

Romice crespo, g 15 • **Quercia,** g 20 • **Rosa** foglie, g 5 • **Menta,** g 25.
Bollire in 3 l d'acqua per 5 minuti 5 cucchiai di miscela. Filtrare a freddo con carta da filtro. Usare per lavaggi.

Alchemilla, g 30 • **Achillea,** g 20 • **Artemisia,** g 15.
Bollire in 3 l d'acqua per 5 minuti 5 cucchiai di miscela. Filtrare a freddo con carta da filtro. Usare per lavaggi.

Fuco , g 40 • **Salicaria,** g 10 • **Parietaria,** g 10.
Bollire in 3 l d'acqua per 5 minuti 5 cucchiai di miscela. Filtrare a freddo con carta da filtro. Usare per lavaggi.

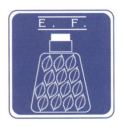

<u>Miscelare — ana parti —</u> gli E. F. di: **Alchemilla** • **Santoreggia.**
Diluire in 500 cc di acqua 3 cucchiaini di miscela. Lavaggi esterni.

Menta, A.L.
Diluire in 500 cc di acqua 3 cucchiaini di miscela. Lavaggi esterni.

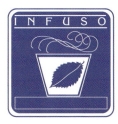

Saponaria, g 5 • **Fumaria,** g 10 • **Faggio** foglie, g 5 • **Bardana,** g 25.
2 cucchiai di miscela in 1 l d'acqua bollente. Filtrare a raffreddamento. Bere 2 tazzine al dì. Con lo stesso preparato effettuare lavaggi.

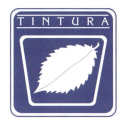

Salicaria, A.L.
25 gocce 2 volte al giorno con poca acqua.

<u>Miscelare — ana parti — le tinture di:</u> **Alchemilla** • **Achillea.**
15 gocce 3 volte pro die.

Puntura d'insetto

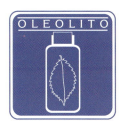

Iperico, A.L.
Usare in frizione sulla zona. Poi fasciarla con una garza intrisa di oleolito.

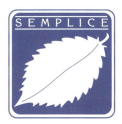

Parietaria, A.L.

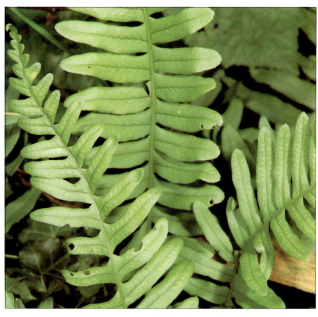

Polipodio (Polypodium vulgare).

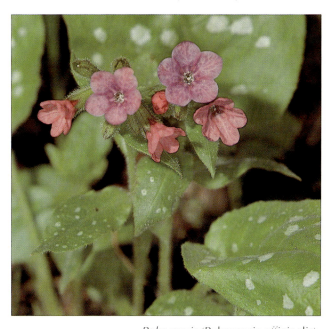

Polmonaria (Pulmonaria officinalis).
Pratolina (Bellis perennis).

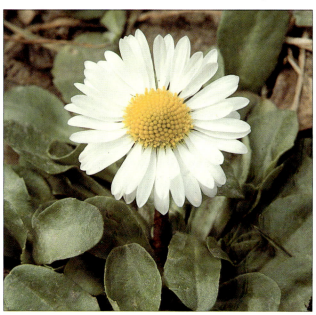

Erbe e salute

Tritare la pianta e sovrapporla alla puntura.

Cipolla, A.L.
Tritare la pianta e sovrapporla alla puntura.

Aglio, A.L.
Tritare la pianta e sovrapporla alla puntura.

Ortica, A.L.
Tritare la pianta e sovrapporla alla puntura.

Raffreddore

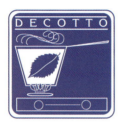

Alchemilla, A.L.
2 cucchiaini d'erba per 250 cc di acqua bollente. Filtrare a freddo. Bere 3 preparati al giorno, fin dai primi sintomi di raffreddore.

Rovo, g 20 • **Alchemilla,** g 15 • **Rosa** foglie, g 15 • **Tormentilla,** g 15.
3 cucchiaini di miscela in 300 cc d'acqua. Bollitura 2 minuti. Filtraggio a freddo. Bere 2 tazzine di decotto al dì.

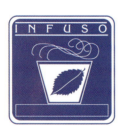

Angelica, g 25 • **Marrubio,** g 10 • **Eucalipto,** g 10 • **Ribes,** g 25.
2 cucchiai da tavola di miscuglio in 300 cc d'acqua calda a 50 °C. Filtrare dopo 1 ora. Bere 3 tazzine di preparato al dì.

Menta, g 10 • **Calaminta,** g 5 • **Timo,** g 5 • **Sambuco** fiori, g 15 • **Issopo,** g 25.
2 cucchiai da tavola di miscuglio in 250 cc d'acqua calda. Filtrare dopo 1 ora. Bere 3 tazzine al dì.

Luppolo, g 15 • **Centaurea minore,** g 5 • **Camedrio,** g 5 • **Stachide,** g 20 • **Artemisia,** g 5.

2 cucchiai da tavola di miscuglio in 250 cc d'acqua calda. Filtrare dopo 1 ora. Bere 3 tazzine al dì. Con lo stesso preparato fare lavaggi alla fronte e umettare le narici internamente.

Salvia, g 10 • **Menta,** g 5 • **Eucalipto,** g 5.
2 cucchiaini di miscela in 150 cc di acqua bollente. Filtrare a raffreddamento. Aspirare un po' di liquido col naso.

Santoreggia, g 15 • **Mirto,** g 15 • **Biancospino** fiori, g 5 • **Alchemilla,** g 15 • **Achillea,** g 15.
3 cucchiaini in 200 cc d'acqua bollente. Riposo 30 minuti. Filtrare e bere lentamente 3 preparati al dì.

Mirto, g 20 • **Calaminta,** g 5 • **Camomilla,** g 10 • **Ambrosia,** g 10 • **Tanaceto,** g 5.
3 cucchiaini in 200 cc d'acqua bollente. Riposo 30 minuti. Filtrare e bere lentamente 3 preparati al dì.

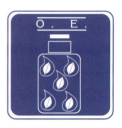

<u>Miscelare — ana parti —</u> gli O. E. di: **Timo** • **Maggiorana** • **Eucalipto.**
10 gocce 3 volte al dì in acqua. Con lo stesso preparato fare nebulizzazioni nella stanza.

<u>Miscelare — ana parti —</u> gli O. E.. di: **Menta** • **Cajeput.**
Nebulizzazioni nella stanza immettendo in acqua bollente 5-10 gocce di miscela.

<u>Miscelare — ana parti —</u> gli O.E. di: **Eucalipto** • **Lavanda** • **Origano.**
10 gocce 3 volte al giorno in acqua. Nebulizzare il prodotto con nebulizzatore o immettendo una decina di gocce in acqua bollente.

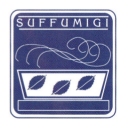

<u>Ana parti:</u> **Cipresso** resina • **Cipresso** galbuli • **Mugo** aghi • **Mugo** coni.
In 2 l d'acqua bollente immergere 2 manciate di miscela. Suffumigi.

Ana parti: **Pino** *aghi* • **Mugo** *aghi* • **Pino** *resina* .
Far nebulizzare dell'acqua in cui siano bollite 2 manciate di miscela. Suffumigi.

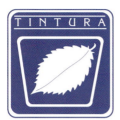

Alchemilla, *A.L.*
30 gocce 3 volte al dì in acqua.

Miscelare — ana parti — le tinture di: **Ribes** • **Arancio** • **Limone** • **Cardo mariano.**
10 gocce in acqua, 4 volte al giorno.

Ragadi

Ragadi alle mammelle

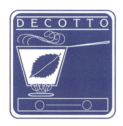

Sambuco *corteccia seconda, A.L.*
Far bollire una decina di grammi di corteccia in 50 grammi di sugna per 5 minuti. Filtrare. Lasciare raffreddare e usare in unzioni locali.

Melograno *scorza, g 5.*
Far bollire in 100 g di acqua per 5 minuti. Filtrare e tamponare.

Vulneraria, *g 15* • **Tormentilla,** *g 15* • **Ortica,** *g 10* • **Piantaggine,** *g 15.*
Bollire in 250 cc di acqua per 2 minuti 3 cucchiaini di miscela. Filtrare dopo 20 minuti. Tamponi.

Anserina, *g 20* • **Rosa** *foglie, g 10* • **Nocciolo** *foglie, g 10* • **Noce** *foglie, g 20* • **Salice** *corteccia, g 10.*
Bollire in 250 cc di acqua per 2 minuti 3 cucchiaini di miscela. Filtrare dopo 20 minuti. Tamponi.

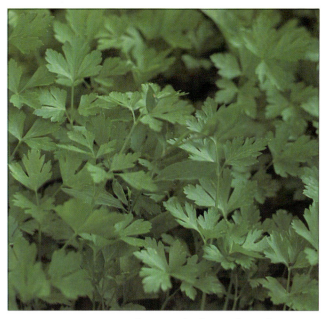

Prezzemolo (Petroselinum hortense).

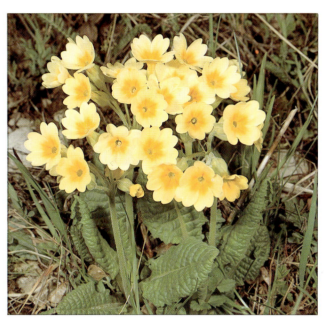

Primola (Primula officinalis).
Prugnolo (Prunus spinosa).

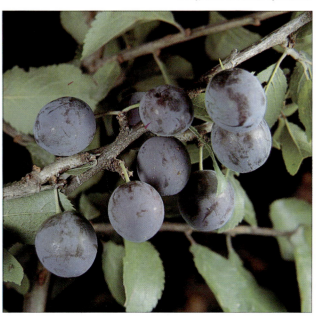

Erbe e salute

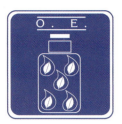

Timo, 10 gocce.
Miscelare con 20 gocce di olio di oliva. Usare sulla ragade, mantenendo una garza intrisa di olio.

Lavanda, 10 gocce.
Miscelare con 20 gocce di olio di oliva. Usare sulla ragade, mantenendo una garza intrisa di olio.

Cipresso, 10 gocce.
Miscelare con 20 gocce di olio di oliva. Usare sulla ragade, mantenendo una garza intrisa di olio.

Origano, 10 gocce.
Miscelare con 20 gocce di olio di oliva. Usare sulla ragade, mantenendo una garza intrisa di olio.

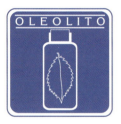

Salicaria, A.L.
Usare sulla ragade, mantenendo una garza intrisa di oleolito.

Iperico, A.L.
Usare sulla ragade, mantenendo una garza intrisa di oleolito.

Rovo, A.L.
Usare sulla ragade, mantenendo una garza intrisa di oleolito.

Cinquefoglio, A.L.
Usare sulla ragade, mantenendo una garza intrisa di oleolito.

Quercia, A.L.
Usare sulla ragade, mantenendo una garza intrisa di oleolito.

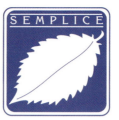

Vite linfa, A.L.
Usare sulla ragade, mantenendo una garza intrisa di linfa.

Cipresso resina, g 2.
Far disciogliere in 50 cc di acqua la resina. Usare il liquido freddo in tamponi.

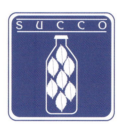

Cipolla, A.L.
Far digerire in sugna disciolta una quantità a piacere di succo. Usare fredda sulle ragadi in unzioni.

Cipolla, A.L.
Usare puro in tamponi.

Rovo, A.L.
Usare puro in tamponi.

Ortica, A.L.
Usare puro in tamponi.

Equiseto, A.L.
Usare puro in tamponi.

Ragadi anali

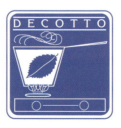

Cipolla, g 5 • **Santolina,** g 5 • **Sambuco** foglie, g 5 • **Salicaria,** g 10.
5 g di miscela in 30 grammi di sugna. Far bollire 5 minuti. Travasare e raffreddare dopo aver colato. Usare in unzioni locali.

Bistorta, *g 30* • ***Alchemilla,*** *g 25* • ***Rovo,*** *g 15* • ***Lampone,*** *g 15* • ***Achillea,*** *g 30.*
Bollire in 3 l d'acqua per 5 minuti 5 cucchiai di miscela. Filtrare a freddo. Usare per semicupio.

Achillea, *g 15* • ***Ippocastano*** *foglie, g 10* • ***Cipresso*** *galbuli, g 20* • ***Tarassaco*** *radice, g 10* • ***Frangula,*** *g 10.*
Bollire 3 cucchiaini di erbe in 200 cc d'acqua per 2 minuti. Filtrare dopo 30 minuti. Bere in 2 riprese durante il giorno.

Mirtillo, *g 15* • ***Camomilla,*** *g 15* • ***Fumaria,*** *g 15* • ***Iperico,*** *g 20* • ***Centinodio,*** *g 15.*
Bollire in 3 l d'acqua, per 5 minuti, 5 cucchiai di miscela. Filtrare a freddo. Usare per semicupio.

Ortica, *g 10* • ***Viola mammola,*** *g 5* • ***Salvia,*** *g 5* • ***Noce*** *foglie, g 5.*
Bollire 3 cucchiaini di erbe in 200 cc d'acqua per 2 minuti. Filtrare dopo 30 minuti. Bere in 2 riprese durante il giorno.

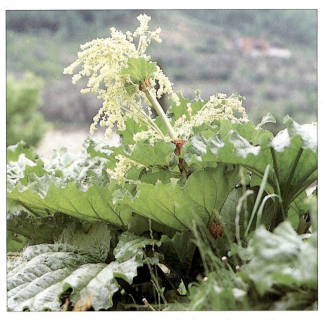
Rabarbaro (Rheum palmatum).

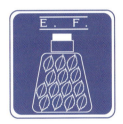

<u>Miscelare — ana parti — gli E. F. di:</u> ***Nocciolo*** • ***Bistorta*** • ***Centinodio*** • ***Noce.***
1 cucchiaino di miscela in 500 cc di acqua. Tamponi.

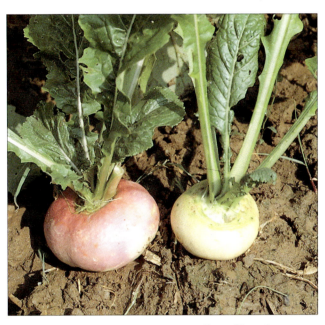
Rapa (Brassica rapa).
Ribes (Ribes rubrum).

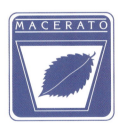

Altea, *g 15* • ***Malva,*** *g 20* • ***Lavatera,*** *g 25.*
Macerare in 5 l d'acqua a temperatura ambiente, 5 cucchiai di miscela, per 12 ore. Filtrare ed effettuare semicupi.

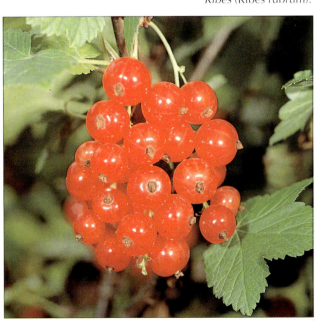

Erbe e salute

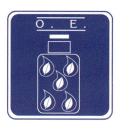

Lavanda, 10 gocce.
Miscelare con 20 gocce di olio di oliva. Usare sulla ragade, mantenendo una garza intrisa di olio.

Timo, 10 gocce.
Miscelare con 20 gocce di olio di oliva. Usare sulla ragade, mantenendo una garza intrisa di olio.

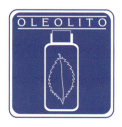

Salicaria, A.L.
Usare sulla ragade, mantenendo una garza intrisa di oleolito.

Quercia, A.L.
Usare sulla ragade, mantenendo una garza intrisa di oleolito.

Iperico, A.L.
Usare sulla ragade, mantenendo una garza intrisa di oleolito.

Cinquefoglio, A.L.
Usare sulla ragade, mantenendo una garza intrisa di oleolito.

Ippocastano, A.L.
Usare sulla ragade, mantenendo una garza intrisa di oleolito.

Renella

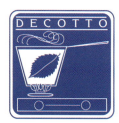

Alkekengi, g 30 • **Betulla**, g 20 • **Ononide**, g 30 • **Ginestra**, g 20.
Bollire in 1 l d'acqua per 10 minuti 3 cucchiai di miscela. Aggiungere 1 g di bicarbonato di sodio. Lasciare raffreddare. Bere 3 bicchieri di decotto al giorno.

Frassino, g 10 • **Carota** semi, g 10 • **Ginepro** bacche, g 5 • **Ginestra**, g 10 • **Fava** baccelli, g 25.
Bollire in 300 cc di acqua per 10 minuti a fuoco lento, dal momento dell'ebollizione, 2 cucchiaini di miscela. Filtrare a freddo. Bere 3 tazzine al giorno di preparato.

Ortica, g 10 • **Verga d'oro**, g 25 • **Erica**, g 10 • **Avena**, g 10 • **Prezzemolo** radice, g 10.
3 cucchiaini di miscela in 300 cc d'acqua. Bollitura 2 minuti. Filtraggio a freddo. Bere 2 tazzine di decotto al dì.

Equiseto, g 30 • **Gramigna**, g 20 • **Avena**, g 15.
3 cucchiaini di miscela in 300 cc d'acqua. Bollitura 2 minuti. Filtraggio a freddo. Bere 2 tazzine di decotto al dì.

Uva orsina, g 10 • **Rosa** cinorrodi, g 20 • **Avena**, g 20 • **Parietaria**, g 25 • **Finocchio** semi, g 10.
Bollire in 300 cc di acqua per 10 minuti a fuoco lento, dal momento dell'ebollizione, 2 cucchiaini di miscela. Filtrare a freddo. Bere 3 tazzine al giorno di preparato.

Granturco barbe, g 15 • **Sambuco** foglie, g 5 • **Sambuco** radice, g 20 • **Erica**, g 10 • **Tarassaco**, g 15 • **Ononide**, g 25.
4 cucchiaini di miscela in 300 cc d'acqua. Bollitura 3 minuti. Filtraggio a freddo. Bere 3 tazzine di decotto al dì.

Asparago radice, g 25 • **Prezzemolo** radice, g 10 • **Tarassaco** radice, g 10 • **Betulla**, g 15 • **Verga d'oro**, g 20 • **Parietaria**, g 25.
Bollire in 1 l d'acqua per 10 minuti 3 cucchiai di miscela. Aggiungere 1 g di bicarbonato di sodio. Lasciare raffreddare. Bere 3 bicchieri di decotto al giorno.

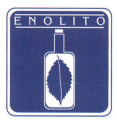

Ginestra, A.L.
4 bicchierini da liquore al giorno.

Fava, A.L.
4 bicchierini da liquore al giorno.

Alkekengi, A.L.
4 bicchierini da liquore al giorno.

Frassino, A.L.
4 bicchierini da liquore al giorno.

Reumatismo

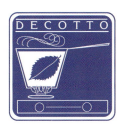

***Gramigna**, g 30 • **Verga d'oro**, g 15 • **Ononide** radice, g 20 • **Ciliegio** peduncoli, g 25.*
Far macerare 3 cucchiai da tavola di miscela in 1 l d'acqua a temperatura ambiente. Portare a ebollizione la mattina seguente. Lasciare raffreddare e colare. Bere durante il giorno 4 tazzine di preparato.

***Salice** corteccia, g 10 • **Noce** foglie, g 10 • **Dulcamara**, g 5 • **Saponaria**, g 5 • **Alloro**, g 25 • **Cicoria**, g 15.*
Far macerare 3 cucchiai da tavola di miscela in 1 l d'acqua a temperatura ambiente. Portare a ebollizione la mattina seguente. Lasciare raffreddare e colare. Bere durante il giorno 4 tazzine di preparato.

***Betulla**, g 20 • **Achillea**, g 10 • **Tarassaco**, g 10 • **Timo**, g 10 • **Veronica**, g 5.*
Bollire in 500 cc di acqua per 10 minuti a fuoco lento, 4 cucchiaini di miscela. Filtrare a freddo. Bere 3 tazzine al giorno di preparato.

***Ginepro** bacche, g 15 • **Ginepro** foglie, g 15 • **Gramigna**, g 20 • **Genziana**, g 5 • **Spirea olmaria**, g 30.*
Bollire in 300 cc di acqua per 10 minuti a fuoco lento, 2 cucchiaini di miscela. Filtrare a freddo. Bere 3 tazzine al giorno di preparato.

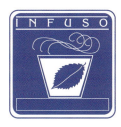

***Carciofo** foglie, g 30 • **Rosmarino**, g 10 • **Centinodio**, g 10 • **Fumaria**, g 20 • **Dulcamara**, g 20.*
3 cucchiai di miscela in 1/2 l d'acqua bollente. Filtrare dopo 10 minuti. Bere 4 tazzine al giorno.

***Frassino**, g 15 • **Spirea olmaria**, g 20 • **Saponaria**, g 5 • **Verga d'oro**, g 10.*

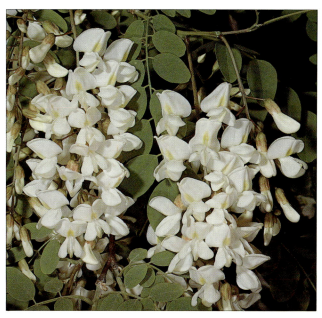

Robinia (Robinia pseudoacacia).

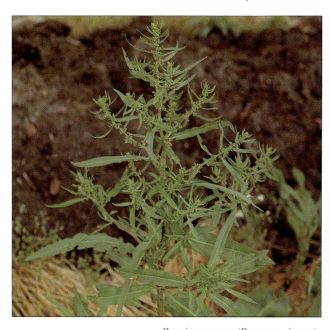

Romice crespo (Rumex crispus).

Rosa (Rosa canina).

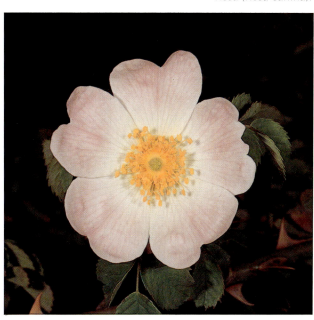

2 cucchiaini di miscela per 150 cc d'acqua bollente. Filtrare dopo 30 minuti. Bere 2 preparati al giorno.

Carciofo, *g 10* • ***Cicoria,*** *g 5* • ***Dulcamara,*** *g 5* • ***Viola tricolore,*** *g 5.*
2 cucchiaini di miscela per 150 cc d'acqua bollente. Filtrare dopo 30 minuti. Bere 2 preparati al giorno.

Agrimonia, *g 20* • ***Bardana,*** *g 10* • ***Ortica,*** *g 10* • ***Biancospino,*** *g 15* • ***Issopo,*** *g 10.*
5 cucchiaini di miscela in 3/4 di l d'acqua bollente. Lasciare macerare 3 ore. Filtrare e bere durante la giornata, 4 tazzine di prodotto.

Ononide, *g 15* • ***Centaurea minore,*** *g 5* • ***Sambuco foglie,*** *g 5* • ***Centinodio,*** *g 15* • ***Origano,*** *g 10.*
2 cucchiaini di miscela per 150 cc d'acqua bollente. Filtrare dopo 30 minuti. Bere 2 preparati al giorno.

Bollire in una miscela di 300 cc di aceto a 300 cc di acqua per 5 minuti. Preparare un cataplasma e applicarlo caldo.

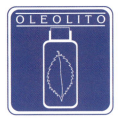

Giusquiamo, A.L.
Usare in frizioni.

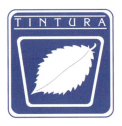

<u>Miscelare — ana parti — le tinture di:</u> ***Carciofo*** • ***Spirea olmaria*** • ***Luppolo.***
20 gocce in poca acqua 4 volte al dì.

Iperico, A.L.
Usare in frizioni.

Canfora, A.L.
Usare in frizioni.

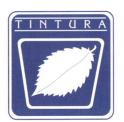

Iperico, A.L.
Usare in frizioni.

Canfora, A.L.
Usare in frizioni.

Giusquiamo, A.L.
Usare in frizioni.

<u>Miscelare — ana parti — le tinture di:</u> ***Timo*** • ***Santoreggia*** • ***Menta*** • ***Senape.***
Usare in frizioni e su un panno con cui sarà ricoperta la parte dolente. Verificare che il derma non sia delicato, nel qual caso diluire la preparazione in acqua a piacere.

Sciatica

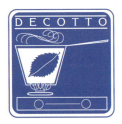

Fichi *secchi, g 100* • ***Senape*** *farina, g 100* • ***Capsico,*** *g 30.*
Bollire per 5 minuti in 500 cc di acqua e preparare un cataplasma. Umettarlo con aceto prima dell'applicazione calda. Rinnovare.

Senape *farina, g 200* • ***Fichi*** *secchi, g 100* • ***Timo,*** *g 50* • ***Noce*** *corteccia seconda, g 50.*

Seborrea

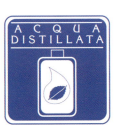

Sambuco *fiori,* A.L.
Usare per lavaggi.

Quercia, A.L.
Usare per lavaggi.

Rosa, A.L.
Usare per lavaggi.

Tomentilla, A.L.
Usare per lavaggi.

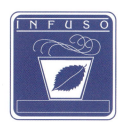

Sambuco *foglie, g 10* • ***Fumaria***, *g 15* • ***Viola tricolore***, *g 10* • ***Primula***, *g 15*.
2 cucchiaini di miscela per 150 cc d'acqua bollente. Filtrare dopo 30 minuti. Bere 2 preparati al giorno.

Verga d'oro, *g 10* • ***Alkekengi***, *g 10* • ***Centinodio***, *g 10* • ***Ortica***, *g 10* • ***Parietaria***, *g 20*.
3 cucchiaini di miscela per 200 cc d'acqua bollente. Filtrare dopo 20 minuti. Bere 2 preparati al giorno.

Parietaria, *g 10* • ***Veronica***, *g 20* • ***Betulla***, *g 10* • ***Menta***, *g 10* • ***Tasso barbasso***, *g 10*.
3 cucchiai di miscela in 1 l d'acqua per 12 ore. Portare poi a ebollizione. Filtrare a raffreddamento. Bere ogni giorno 3 bicchieri di prodotto.

Erica, *g 5* • ***Uva orsina***, *g 5* • ***Dulcamara***, *g 5* • ***Ortica***, *g 30*.
2 cucchiaini di miscela per 150 cc d'acqua bollente. Filtrare dopo 30 minuti. Bere 2 preparati al giorno.

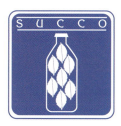

Parietaria • ***Ortica*** • ***Equiseto***.
4 cucchiaini per 3 volte al giorno.

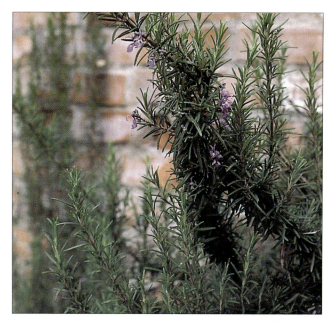

Rosmarino (Rosmarinus officinalis).

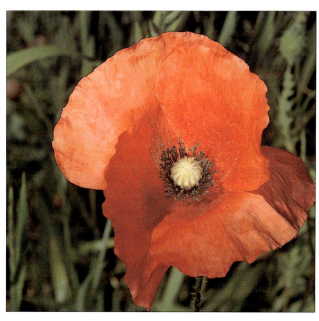

Rosolaccio (Papaver rhoeas).
Rovo (Rubus fruticosus).

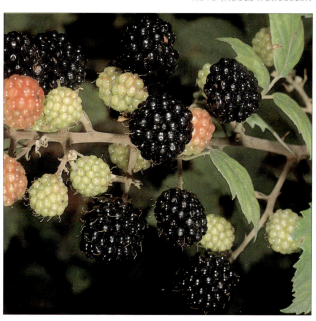

Erbe e salute

Singhiozzo

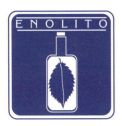

Zafferano, A.L.
1 bicchierino da liquore. Ripetere se necessario dopo 15 minuti.

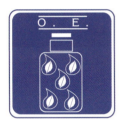

Anice, A.L.
3 gocce su zolletta. Ripetere se necessario dopo 15 minuti.

Coriandolo, A.L.
3 gocce su zolletta. Ripetere se necessario dopo 15 minuti.

Cumino, A.L.
3 gocce su zolletta. Ripetere se necessario dopo 15 minuti.

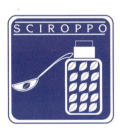

Anserina, A.L.
1 cucchiaino ogni 10 minuti fino a scomparsa.

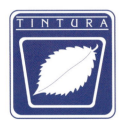

Anserina, A.L.
10 gocce in acqua ogni 10 minuti fino a scomparsa.

<u>Miscelare le tinture di:</u> **Valeriana**, *1/2 parte* • **Menta**, *1 parte* • **Coriandolo**, *1 parte*.
5 gocce in acqua ogni 10 minuti fino a scomparsa.

Sinovite

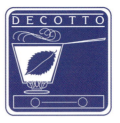

<u>Ana parti:</u> **Malva** • **Lavatera** • **Buon Enrico**.
Far bollire in 1 l d'acqua, per 10 minuti, 4 cucchiai di miscela. Applicare un impacco tiepido del decotto ottenuto.

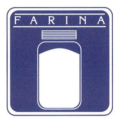

Fava farina, g 50 • **Verbena** polvere, g 50 • **Spirea olmaria** polvere, g 20 • **Luppolo** polvere, g 20.
Miscelare una quantità a piacere di polvere ad acqua. Far bollire fino a ottenere una pasta semidensa. Cataplasma.

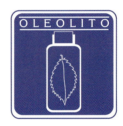

Giusquiamo, A.L.
Applicare falde intrise di oleolito.

Stramonio, A.L.
Applicare falde intrise di oleolito.

Lauroceraso, A.L.
Applicare falde intrise di oleolito.

Iperico, A.L.
Applicare falde intrise di oleolito.

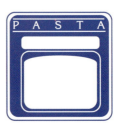

Verbena, A.L.

Unire una quantità a piacere di erba con acqua facendola bollire fino a consistenza di pasta. Applicare e lasciare permanere almeno 6 ore consecutive.

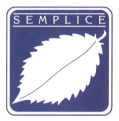

<u>Ana parti:</u> **Luppolo • Ruta.**
Tritare e applicare a mo' di cataplasma.

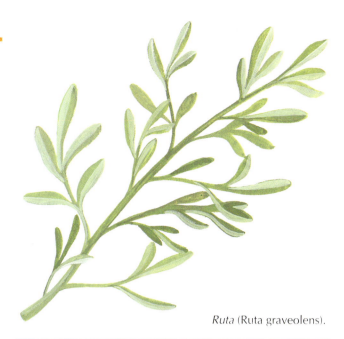

Ruta (Ruta graveolens).

Sinusite

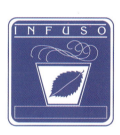

Stachide, g 50 • **Salvia,** g 10 • **Rosmarino,** g 20.
3 cucchiai di miscela in 1/2 l d'acqua bollente. Filtrare a freddo. Bere 3 tazzine durante il dì. Con la stessa preparazione effettuare compresse sulla fronte rinnovando spesso.

<u>Ana parti:</u> **Timo • Salvia • Eucalipto.**
Infuso di 1 cucchiaino per 100 cc di acqua a 40 °C. Filtrare dopo 10 minuti. Bere 3 preparati al dì.

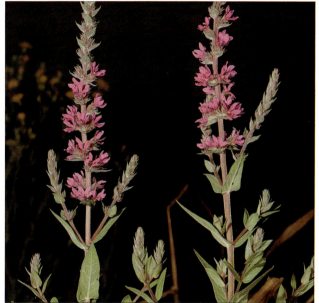

Salicaria (Lythrum salicaria).
Salice (Salix alba).

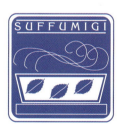

<u>Ana parti:</u> **Cajeput**, O. E. • **Eucalipto,** O. E.
Effettuare suffumigi su una bacinella di acqua bollente in cui saranno versate 2 decine di gocce.

Fieno cascame, A.L.
3 cucchiai in 2 l d'acqua bollente.

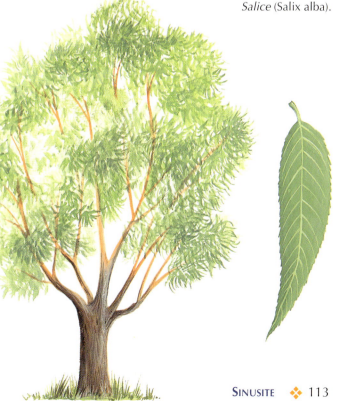

SINUSITE ❖ 113

Erbe e salute

Menta, g 30 • **Timo**, g 10 • **Maggiorana**, g 20 • **Salvia**, g 10.
Versare 3 cucchiai di miscela in 2 l d'acqua bollente.

Spasmi

Spasmo gastrico

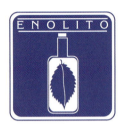

<u>Miscelare — ana parti — gli enoliti di:</u> **Rosmarino • Timo.**
3 bicchierini da liquore. Altra dose dopo 30 minuti se necessario.

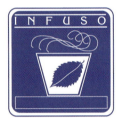

Enula, g 30 • **Camomilla**, g 15 • **Malva**, g 30.
2 cucchiaini di miscela in 200 cc di acqua bollente. Filtrare a raffreddamento. Bere 1 tazzina ogni mezzora, fino a risultato.

Fieno greco semi, g 20 • **Menta**, g 10 • **Timo**, g 5 • **Sedano** semi, g 10 • **Melissa**, g 10 • **Valeriana**, g 5.
3 cucchiaini di miscela in 200 cc d'acqua a 50 °C. Riposo 15 minuti. Bere 1 tazzina di preparato. Ripetere dopo 20 minuti se necessario.

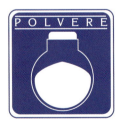

<u>Miscelare — ana parti — le polveri di:</u> **Fico • Olmo.**
1/2 cucchiaino di preparato in cialda.

<u>Miscelare — ana parti — le polveri di:</u> **Salvia pratense • Salvia • Fico.**
1/2 cucchiaino di preparato in cialda.

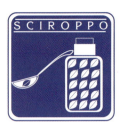

<u>Miscelare — ana parti — gli sciroppi di:</u> **Altea • Enula • Salvia.**
5 cucchiai da tavola al giorno. Ripetere se necessario, dopo 10 minuti.

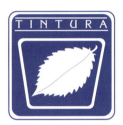

<u>Miscelare — ana parti — le tinture di:</u> **Assenzio • Cardo santo • Poligala.**
20 gocce di miscela in poca acqua. Ripetere dopo 15 minuti se necessario.

<u>Miscelare — ana parti — le tinture di:</u> **Angelica • Timo.**
10 gocce in acqua. Ripetere dopo 15 minuti se necessario.

Spasmo intestinale

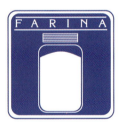

<u>Miscelare — ana parti — le farine di:</u> **Fieno greco • Lino • Granturco.**
Miscelare a piacere una certa quantità di farina con bastante acqua calda, fino a ottenere una pasta omogenea. Applicare a mo' di cataplasma sull'intestino.

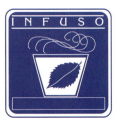

Lavanda, g 20 • **Rosolaccio**, g 10 • **Valeriana**, g 5 • **Cariofillata**, g 5 • **Melissa**, g 15.

2 cucchiaini di miscela per 150 cc d'acqua bollente. Filtrare dopo 30 minuti. Bere 2 preparati al giorno.

Calamo aromatico, g 5 • **Lavanda**, g 5 • **Artemisia**, g 5 • **Tiglio**, g 25 • **Origano**, g 10.
3 cucchiaini di miscela per 250 cc d'acqua bollente. Filtrare dopo 15 minuti. Bere 2 preparati al giorno.

Centaurea minore, g 5 • **Genziana**, g 5 • **Coriandolo** semi, g 10 • **Anice** semi, g 10.
2 cucchiaini di miscela per 150 cc d'acqua bollente. Filtrare dopo 30 minuti. Bere 2 preparati al giorno.

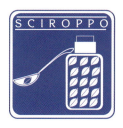

Anserina, A.L.
2 cucchiaini di sciroppo ogni 15 minuti fino a un massimo di 5 assunzioni.

Miscelare — ana parti — gli sciroppi di: **Malva • Rosolaccio • Salicaria.**
2 cucchiai da tavola di sciroppo. Ripetere se necessario dopo mezzora.

Miscelare — ana parti — gli oleoliti di: **Lavanda • Iperico • Cariofillata.**
3 gocce su zolletta di zucchero. Ripetere se necessario dopo 10 minuti.

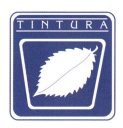

Miscelare — ana parti — le tinture di: **Menta • Coriandolo • Mirtillo.**
15 gocce in acqua. Ripetere eventualmente dopo 10 minuti.

Miscelare — ana parti — le tinture di: **Salicaria • Centinodio • Enula.**
20 gocce in acqua. Ripetere se necessario dopo 20 minuti.

Anserina, A.L.

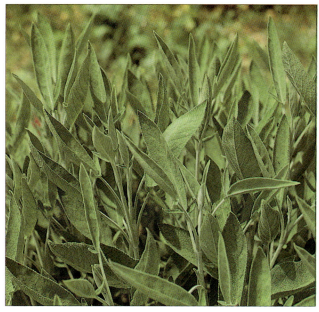

Salvia (Salvia officinalis).

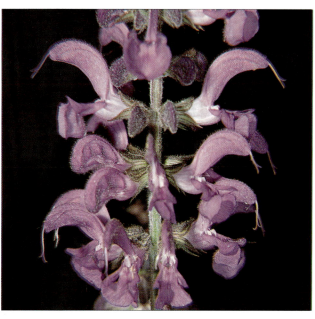

Salvia pratense (Salvia pratensis).
Sambuco (Sambucus nigra).

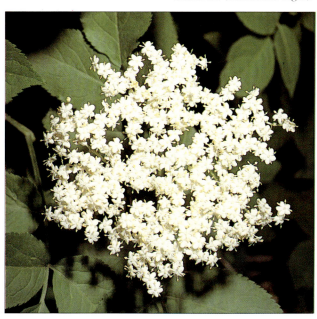

Erbe e salute

5 gocce in acqua ogni 10 minuti fino a diminuzione dello spasmo. Non superare le 5 assunzioni consecutive.

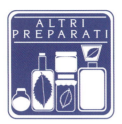

Origano, A.L.
Scaldare al forno una quantità a piacere di origano e sovrapporre con un panno sull'intestino.

Stipsi

Vedi **Stitichezza.**

Stitichezza

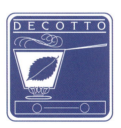

Sambuco *foglie, g 10* • ***Finocchio*** *semi, g 15* • ***Frangola****, g 30* • ***Cuscuta****, g 15* • ***Cicoria*** *radice, g 10* • ***Frassino*** *semi, g 25.*
Bollire in 250 cc di acqua per 3 minuti, 3 cucchiaini di miscela. Lasciare raffreddare. Bere tutto il preparato 1 ora prima di coricarsi, lentamente.

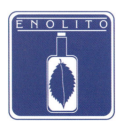

Canapa acquatica *radice*, A.L.
2 bicchierini da liquore il mattino a digiuno. La colazione potrà essere assunta dopo 1/4 d'ora.

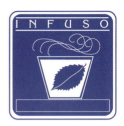

Parietaria*, g 10* • ***Sena****, g 30* • ***Romice bastardo****, g 15* • ***Liquirizia****, g 15* • ***Menta****, g 5.*
3 cucchiaini di miscela per 150 cc d'acqua bollente. Filtrare dopo 30 minuti. Bere al mattino a digiuno.

Sena*,* A.L. • ***Manna*** *in sorte,* A.L.
3 cucchiaini di miscela per 150 cc d'acqua bollente. Aggiungere 1 pezzetto a piacere di manna sciogliendolo nell'infuso. Filtrare dopo 30 minuti. Bere al mattino a digiuno.

Viola *foglie, g 10* • ***Sena****, g 30* • ***Liquirizia****, g 20* • ***Camomilla****, g 5.*
3 cucchiaini di miscela per 150 cc d'acqua bollente. Filtrare dopo 30 minuti. Bere alla sera prima di coricarsi.

Vilucchio *foglie, g 20* • ***Canapa acquatica*** *radice, g 15* • ***Sena****, g 30* • ***Gramigna****, g 10* • ***Erba luigia****, g 20* • ***Parietaria****, g 10.*
3 cucchiaini di miscela per 150 cc d'acqua bollente. Filtrare dopo 30 minuti. Bere alla sera prima di coricarsi.

Frassino *semi, g 20* • ***Sena*** *follicoli, g 20* • ***Menta****, g 5* • ***Finocchio*** *semi, g 10* • ***Parietaria****, g 10* • ***Rabarbaro****, g 20* • ***Rosolaccio****, g 5* • ***Spincervino*** *corteccia, g 10.*
3 cucchiaini di miscela per 150 cc d'acqua bollente. Filtrare dopo 30 minuti. Bere al mattino a digiuno.

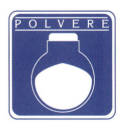

Miscelare — ana parti — le polveri di: **Sena** • **Frangola**.
2 g di miscela in cialda la sera prima di coricarsi.

Miscelare — ana parti — le polveri di: **Frangola** • **Liquirizia** • **Aloè**.
2 g di miscela in cialda la sera prima di coricarsi.

Miscelare — ana parti — le polveri di: **Aloè** • **Finocchio** • **Polipodio**.
2 g di miscela in cialda la sera prima di coricarsi.

Agar-Agar, A.L.
1 cucchiaio a digiuno.

Vilucchio polvere, 3 cucchiaini.
Miscelare il vilucchio a 100 g di miele. Somministrare 1 cucchiaino o 2 alla sera. Preparazione per bambini. Si può conservare.

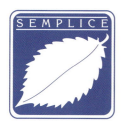

Miscelare — ana parti — le polpe di: **Tamarindo** • **Cassia** in canna • **Prugne.**
3-5 cucchiaini prima di coricarsi.

Psillio semi, A.L.
2-3 cucchiaini di semi interi con poca acqua.

Lino semi, A.L.
2-3 cucchiaini di semi interi con poca acqua.

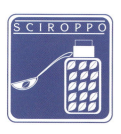

Prugne, A.L.
4 cucchiai da tavola a digiuno. Diminuire a 1 cucchiaio in caso di bambini.

Pesco, A.L.
4 cucchiai da tavola a digiuno. Diminuire a 1 cucchiaio in caso di bambini.

Vilucchio, A.L.
4 cucchiai da tavola a digiuno. Diminuire a 1 cucchiaio in caso di bambini.

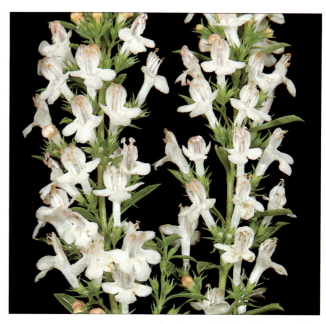

Santoreggia (Satureja hortensis).

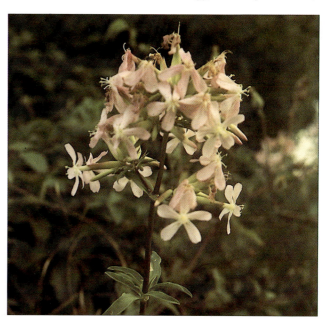

Saponaria (Saponaria officinalis).
Sedano (Apium graveolens).

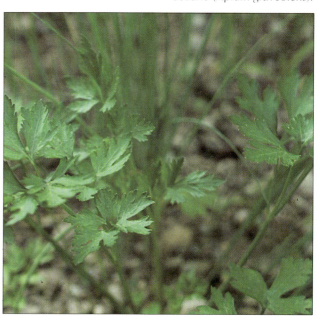

Stomatite

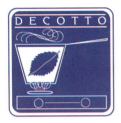

Quercia *foglie, g 15* • **Nespolo** *foglie, g 10* • **Nocciolo** *foglie, g 15* • **Piantaggine,** *g 15* • **Faggio** *foglie, g 20.*
Bollire in 500 cc di acqua per 30 minuti a fuoco lento, 2 cucchiai di miscela. Spremere bene il residuo. Sciacqui.

Carciofo, *g 20* • **Betulla,** *g 20* • **Erica,** *g 15* • **Cardo santo,** *g 5* • **Timo,** *g 15.*
Bollire in 1 l d'acqua per 30 minuti, 3 cucchiai di erbe. Filtrare dopo 1 ora. Sciacqui.

Sambuco *radice, g 20* • **Asparago** *radice, g 10* • **Equiseto,** *g 15* • **Ciliegio** *peduncoli, g 30.*
Bollire in 250 cc d'acqua per 2 minuti, 2 cucchiaini di miscela. Filtrare dopo 20 minuti. Bere in 2 riprese durante il dì.

Nocciolo *foglie, g 20* • **Ippocastano** *foglie, g 40* • **Anserina,** *g 30* • **Olmo,** *g 20* • **Bistorta** *radice, g 30.*
Bollire in 500 cc di acqua per 10 minuti a fuoco lento, dal momento dell'ebollizione, 4 cucchiaini di miscela. Filtrare a freddo. Effettuare sciacqui.

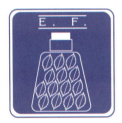

Miscelare — ana parti — gli E. F. di: **Cinquefoglio** • **Cipresso** • **Corniolo.**
Usare 50 gocce in 1 bicchiere d'acqua. Sciacqui.

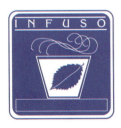

Fumaria, *g 20* • **Dulcamara,** *g 10* • **Equiseto,** *g 40* • **Ononide,** *g 20* • **Verga d'oro,** *g 20.*
3 cucchiaini in 200 cc d'acqua bollente. Riposo 30 minuti. Filtrare e bere lentamente 3 preparati al dì.

Centaurea minore, *g 5* • **Polio montano,** *g 5* • **Genziana,** *g 10* • **Artemisia,** *g 5* • **Pelosella,** *g 5.*
3 cucchiaini in 200 cc d'acqua bollente. Riposo 30 minuti. Filtrare e bere lentamente 3 preparati al dì.

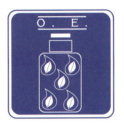

Miscelare — ana parti — gli O. E. di: **Timo** • **Origano** • **Lavanda.**
10 gocce in 1 bicchiere di vino. Sciacqui.

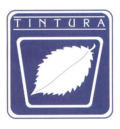

Miscelare — ana parti — le tinture di: **Cipresso** • **Pelosella** • **Centinodio.**
50 gocce in 1 bicchiere d'acqua. Sciacqui.

Miscelare — ana parti — le tinture di: **Prugnolo** • **Cipresso** • **Quercia.**
50 gocce in 1 bicchiere d'acqua. Sciacqui.

Miscelare — ana parti — le tinture di: **Rovo** • **Melograno** • **Cinquefoglio.**
50 gocce in 1 bicchiere d'acqua. Sciacqui.

Miscelare — ana parti — le tinture di: **Poligala** • **Corniolo** • **Anserina** • **Nocciolo.**
50 gocce in 1 bicchiere d'acqua. Sciacqui.

Miscelare — ana parti — le tinture di: **Quercia** • **Piantaggine** • **Epilobio** • **Faggio.**
50 gocce in 1 bicchiere d'acqua. Sciacqui.

Sudorazione

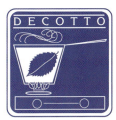

Frangola, g 10 • *Gramigna*, g 10 • *Arancio* scorza, g 20 • *Camomilla*, g 5 • *Erba luigia*, g 20.
Bollire in 200 cc di acqua per 2 minuti dall'ebollizione, 2 cucchiaini di miscela. Filtrare a freddo. Bere 1 tazzina di preparato dopo ogni pasto e prima di coricarsi.

Genziana, g 5 • *Ioseride* radice, g 5 • *Piantaggine*, g 10 • *Salvia*, g 30 • *Verga d'oro*, g 10.
Bollire in 250 cc di acqua per 5 minuti dall'ebollizione, 2 cucchiaini di miscela. Filtrare a freddo. Bere 1 tazzina di preparato dopo ogni pasto.

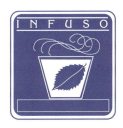

Salvia, A.L.
2 cucchiaini d'erba in 150 cc d'acqua bollente. Filtrare dopo 30 minuti. Bere 3 preparati al dì.

Verga d'oro, g 20 • *Erica*, g 5 • *Luppolo*, g 10 • *Valeriana*, g 5.
2 cucchiaini di miscela per 200 cc d'acqua bollente. Filtrare dopo 15 minuti. Bere 2 preparati al giorno.

Passiflora, g 20 • *Rosolaccio*, g 10 • *Biancospino* fiori, g 20 • *Marrubio*, g 10 • *Ambrosia*, g 20.
2 cucchiaini di miscela per 200 cc d'acqua bollente. Filtrare dopo 15 minuti. Bere 2 preparati al giorno.

Loto cornicolato, g 15 • *Angelica*, g 5 • *Pelosella*, g 10 • *Camomilla*, g 5 • *Lattuga scariola*, g 5.
3 cucchiaini di miscela per 250 cc d'acqua bollente. Filtrare dopo 15 minuti. Bere 2 preparati al giorno.

Valeriana, g 5 • *Loto cornicolato*, g 10 • *Ambrosia*, g 15 • *Ononide*, g 5 • *Salvia*, g 25.
3 cucchiaini di miscela per 200 cc d'acqua bollente. Filtrare dopo 15 minuti. Bere 2 preparati al giorno.

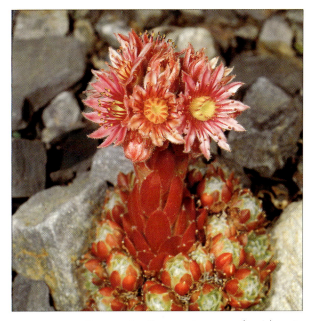

Semprevivo (Sempervivum arachnoideum).

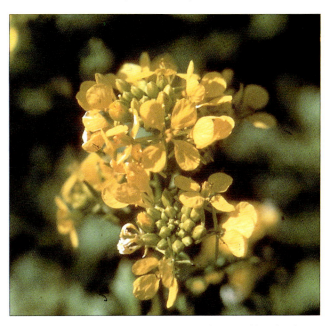

Senape (Sinapis nigra).
Serpillo (Thymus serpyllum).

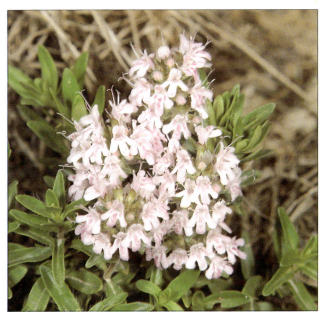

Erbe e salute

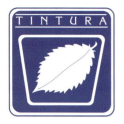

Salvia, A.L.
15 gocce in acqua 3 volte al giorno.

Cardo santo, A.L.
15 gocce in acqua 3 volte al giorno.

Miscelare le tinture di: **Salvia**, 1 parte • **Genziana**, 1/2 parte • **Luppolo**, 1/2 parte • **Passiflora**, 1 parte.
15 gocce in acqua 3 volte al giorno.

Tabagismo

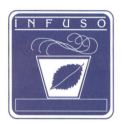

Tasso barbasso, g 20 • **Ginestra**, g 10.
1/2 l d'acqua bollente di 3 cucchiai di miscela. Filtrare dopo 10 minuti. Bere 4 tazzine al giorno.

Sambuco foglie, g 25 • **Fumaria**, g 20 • **Ononide**, g 15 • **Parietaria**, g 10.
2 cucchiaini di miscela per 200 cc d'acqua bollente. Filtrare dopo 20 minuti. Bere al mattino a digiuno.

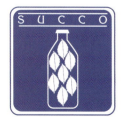

Crescione, A.L.
3 cucchiai pro die.

Tenesmo anale

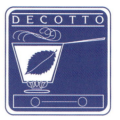

Achillea, g 15 • **Ippocastano** foglie, g 10 • **Cipresso** galbuli, g 20 • **Tarassaco** radice, g 10 • **Frangola**, g 10.
Bollire in 6 l d'acqua, per 5 minuti, 10 cucchiai di miscela. Filtrare a freddo. Aggiungere il decotto all'acqua tiepida preparata in una vasca che copra l'addome. Stare immersi almeno 15 minuti.

Cipresso, g 5 • **Piantaggine**, g 10 • **Anserina**, g 30 • **Centinodio**, g 10.
2 cucchiaini di erbe in 100 cc di acqua. Bollitura 2 minuti. Filtraggio a freddo. Bere 2 tazzine in 1 ora.

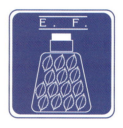

Miscelare — ana parti — gli E. F. di: **Fumaria** • **Sambuco** • **Alchemilla**.
2 cucchiaini in acqua, 3 volte al giorno.

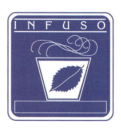

Anserina, A.L.
1 cucchiaino di droga in 100 cc d'acqua bollente. Riposo 10 minuti. Filtrare e bere calda. Ripetere dopo mezzora.

Parietaria, g 10 • **Verga d'oro**, g 10 • **Piantaggine**, g 15 • **Luppolo**, g 10.
3 cucchiaini di miscela per 150 cc d'acqua bollente. Filtrare dopo 30 minuti. Bere tutto il preparato lentamente. Ripetere se necessario dopo 1 ora.

Erica, g 5 • **Uva orsina**, g 5 • **Granturco** barbe, g 15 • **Ciliegio** peduncoli, g 10.

2 cucchiai di miscela in 1 l d'acqua bollente. Filtrare a raffreddamento. Bere 3 tazzine al dì.

***Valeriana**, g 5 • **Passiflora**, g 10 • **Anserina**, g 20 • **Lattuga scariola**, g 10.*
2 cucchiaini di miscela per 200 cc d'acqua bollente. Filtrare dopo 20 minuti. Bere 3 tazzine durante la giornata.

***Achillea**, g 15 • **Alchemilla**, g 5 • **Camomilla**, g 10 • **Tiglio** fiori, g 20 • **Rosolaccio**, g 20.*
3 cucchiaini di miscela per 200 cc d'acqua bollente. Filtrare dopo 30 minuti. Bere 3 tazzine durante la giornata.

***Spirea olmaria**, g 25 • **Ononide**, g 10 • **Tasso barbasso**, g 15 • **Coriandolo** semi, g 10 • **Achillea**, g 20.*
2 cucchiaini di miscela per 200 cc d'acqua bollente. Filtrare dopo 20 minuti. Bere il preparato lentamente. Se necessario prendere un secondo infuso dopo 1 ora.

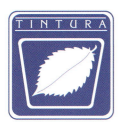

Anserina, A.L.
10 gocce in acqua ogni 15 minuti fino a blocco del tenesmo. Non superare le 5 somministrazioni consecutive.

Cipresso, A.L.
10 gocce in acqua per 3 volte. 1 ogni 20 minuti.

Cinquefoglio, A.L.
10 gocce in acqua per 3 volte. 1 ogni 20 minuti.

Teniasi

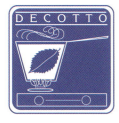

Melograno scorza, A.L.
Bollire 2 cucchiai di scorza di melograno in 300 cc di acqua per 2 minuti. Filtrare. Bere in 2 volte a distanza di 1/4 d'ora. Dopo 2 ore sorbire un purgante oleoso.

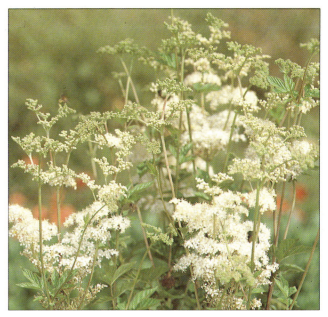

Spirea olmaria (Spirea ulmaria).

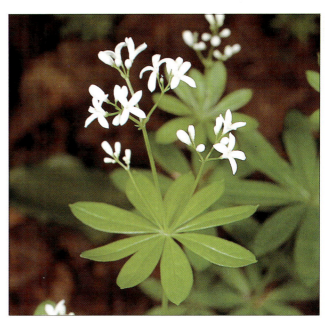

Stellina odorosa (Asperula odorata).

Susino (Prunus domestica).

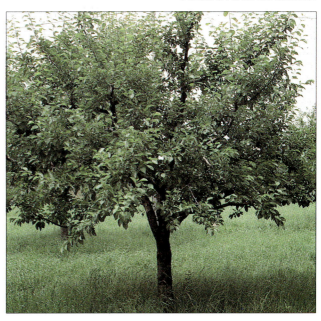

Erbe e salute

Tanaceto, g 25 • **Melograno** scorza, g 10 • **Assenzio**, g 5 • **Artemisia**, g 5.
3 cucchiai di miscela in 500 cc di acqua per 5 minuti. Filtrare a raffreddamento. Bere 2 bicchieri nella giornata. Ripetere, se necessario, alternando 1 giorno di riposo.

Torcicollo

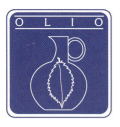

Noce, A.L.
2 cucchiai a digiuno.

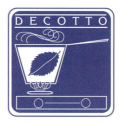

Pioppo gemme, A.L.
Far bollire per 5 minuti una quantità a piacere di sugna e di gemme nella proporzione 2:1. Lasciare raffreddare, colare e usare a mo' di unguento.

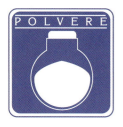

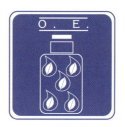

Menta, 20 gocce.
Miscelare con 10 g di olio di oliva. Usare in frizioni.

Timo, 20 gocce.
Miscelare con 10 g di olio di oliva. Usare in frizioni.

Felce maschio rizoma, A.L.
Cura efficacissima, ma da usare con precauzione. Dopo 1 giornata di digiuno, somministrare cialde di 1 g di polvere ogni 5 minuti per 5 volte. **Sorbire poi un purgante assolutamente non oleoso pena l'avvelenamento. Quindi mai olio di ricino!**

Zucca semi, A.L.
Prendere 10 grammi di polvere dei semi. Dopo 4 ore sorbire un purgante.

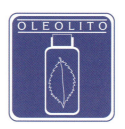

Giusquiamo, A.L.
Usare in frizioni. Porre poi una sciarpa calda attorno al collo.

Timo, A.L.
Usare in frizioni. Porre poi una sciarpa calda attorno al collo.

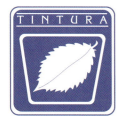

Morella, A.L.
Usare in frizioni. Porre poi una sciarpa calda attorno al collo.

Canfora, A.L.
Usare in frizioni. Porre poi una sciarpa calda attorno al collo.

Aglio, A.L.
20 gocce ogni ora per 5 volte, in poca acqua.

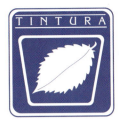

Capsico, A.L.
Diluire 1 cucchiaino di tintura in 100 cc d'acqua. Frizionare energicamente.

Pino resina, A.L.
Frizionare la parte.

Canfora, A.L.
Frizionare la parte.

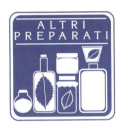

Origano, A.L.
Scaldare al forno una quantità a piacere di droga. Sovrapporla calda alla zona dolorante.

Luppolo, A.L.
Scaldare al forno una quantità a piacere di droga. Sovrapporla calda alla zona dolorante.

Felce maschio foglie, A.L.
Scaldare al forno una quantità a piacere di droga. Sovrapporla calda alla zona dolorante.

Tosse

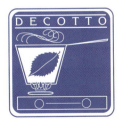

Cavolo, g 10 • **Cicoria**, g 10 • **Tarassaco**, g 5 • **Prugne**, g 30.
Bollire in 1 l d'acqua tutta la composizione per 2 minuti. Raffreddare e colare. Bere a tazzine durante il giorno.

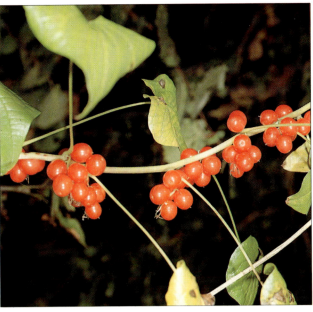

Tamaro (Tamus communis).

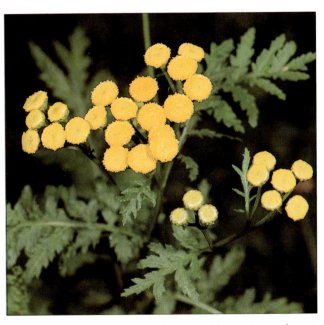

Tanaceto (Tanacetum vulgare).
Tarassaco (Taraxacum officinale).

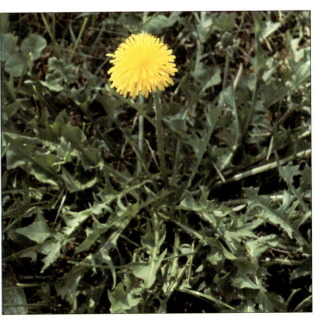

Erbe e salute

Ana parti: **Fichi • Datteri • Uva** passa.
Far bollire una quantità a piacere di miscela in una quantità a piacere di latte, per 10 minuti, a fuoco lento. Filtrare e bere sorseggiando, in più volte, durante la giornata.

Salvia, 1 parte **• Rosmarino,** 1 parte **• Cipolla,** 3 parti.
Far bollire una quantità a piacere di miscela in una quantità a piacere di latte, per 10 minuti, a fuoco lento. Filtrare e bere sorseggiando, in più volte, durante la giornata.

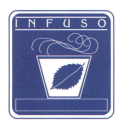

Edera terrestre*, g 20 •* **Tasso barbasso***, g 20 •* **Malva***, g 10 •* **Parietaria***, g 10.*
2 cucchiaini di miscela per 150 cc d'acqua bollente. Filtrare dopo 30 minuti. Bere più preparati al giorno.

Enula, *g 10 •* **Altea,** *g 10 •* **Castagno** *foglie, g 20 •* **Farfara,** *g 20 •* **Uva** *passa, g 20.*
2 cucchiaini di miscela in 200 cc di acqua a 30 °C. Filtrare dopo 10 minuti. Bere più tazzine al dì.

Alloro, *g 10 •* **Timo,** *g 5 •* **Capelvenere,** *g 10 •* **Rosolaccio,** *g 25 •* **Altea,** *g 30.*
2 cucchiaini di miscela per 200 cc d'acqua bollente. Filtrare dopo 30 minuti. Bere più preparati al giorno.

Farfara, *g 25 •* **Petasite,** *g 5 •* **Maggiorana,** *g 10 •* **Cicoria,** *g 5 •* **Ortica,** *g 10.*
3 cucchiaini di miscela in 200 cc d'acqua a 50 °C. Riposo 15 minuti. Bere più tazzine di preparato.

Liquirizia, *g 20 •* **Polipodio,** *g 15 •* **Tasso barbasso,** *g 25 •* **Ginepro** *bacche, g 10.*
2 cucchiaini di miscela in 150 cc d'acqua a 40 °C. Riposo 15 minuti. Bere più tazzine di preparato.

Issopo, *g 20 •* **Altea,** *g 15 •* **Malva,** *g 15 •* **Agrimonia,** *g 20.*
2 cucchiaini di miscela per 150 cc d'acqua bollente. Filtrare dopo 30 minuti. Bere più preparati al giorno.

Sambuco *fiori, g 15 •* **Tiglio** *fiori, g 25 •* **Coriandolo** *semi, g 10 •* **Cumino** *semi, g 10.*
3 cucchiaini di miscela in 200 cc d'acqua a 50 °C. Riposo 15 minuti. Bere più tazzine di preparato.

Erisimo, *g 25 •* **Agrimonia,** *g 20 •* **Cariofillata,** *g 15 •* **Valeriana,** *g 5 •* **Melissa,** *g 5 •* **Rosolaccio,** *g 10.*
3 cucchiaini di miscela per 150 cc d'acqua bollente. Filtrare dopo 30 minuti. Bere tutto il preparato lentamente. Ripetere se necessario.

Farfara, *g 20 •* **Arancio** *scorza, g 10 •* **Coriandolo** *semi, g 10 •* **Veronica,** *g 5 •* **Edera terrestre,** *g 20.*
2 cucchiaini di miscela per 200 cc d'acqua bollente. Filtrare dopo 30 minuti. Bere più preparati al giorno.

Marrubio, *g 10 •* **Farfara,** *g 20 •* **Erisimo,** *g 20 •* **Ginepro** *bacche, g 10 •* **Enula,** *g 10 •* **Angelica,** *g 10.*
3 cucchiaini di miscela per 200 cc d'acqua bollente. Filtrare dopo 20 minuti. Bere più preparati al giorno.

Mugo *aghi, g 10 •* **Mugo** *coni, g 20 •* **Pino** *aghi, g 10 •* **Cipresso** *foglie, g 10 •* **Malva,** *g 15 •* **Liquirizia,** *g 20 •* **Rosmarino,** *g 15 •* **Altea,** *g 10.*
2 cucchiaini di miscela in 150 cc d'acqua a 40 °C. Riposo 15 minuti. Bere più tazzine di preparato.

Camomilla, *g 5 •* **Viola mammola,** *g 5 •* **Issopo,** *g 10 •* **Borragine,** *g 10 •* **Sambuco** *fiori, g 15 •* **Dulcamara,** *g 5 •* **Salvia,** *g 5.*
3 cucchiai di miscela in 1/2 l d'acqua bollente. Filtrare dopo 10 minuti. Bere 4 tazzine al giorno.

Sedano *radice, g 15 •* **Eucalipto,** *g 10 •* **Timo,** *g 5 •* **Menta,** *g 10.*
2 cucchiaini di miscela in 200 cc di acqua a 30 °C. Filtrare dopo 10 minuti. Bere più tazzine durante il dì.

Ana parti: **Drosera • Farfara.**
2 cucchiaini di miscela per 150 cc d'acqua bollente. Filtrare dopo 30 minuti. Bere più preparati al giorno.

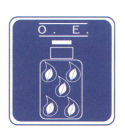

Miscelare — ana parti — gli O. E. di: **Cipresso • Mugo.**
10 gocce in 1 tazza di latte tiepido. Sorseggiare.

Miscelare — ana parti — gli O. E. di: **Maggiorana • Lavanda.**
10 gocce in 1 tazza di latte tiepido. Sorseggiare.

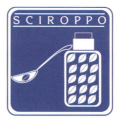

Agrimonia, A.L.
1 cucchiaio più volte al dì.

Castagno, A.L.
1 cucchiaio più volte al dì.

Miscelare — ana parti — gli sciroppi di: **Pesco** fiori • **Ciliegio** fiori.
1 cucchiaio più volte al dì.

Pino, A.L.
1 cucchiaio più volte al dì.

Parietaria, A.L.
1 cucchiaio più volte al dì.

Datteri, A.L.
1 cucchiaio più volte al dì.

Mele, A.L.
1 cucchiaio più volte al dì.

Malva, A.L.
1 cucchiaio più volte al dì.

Issopo, A.L.
1 cucchiaio più volte al dì.

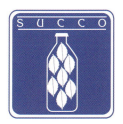

Cavolo, A.L.
2 cucchiaini più volte al dì.

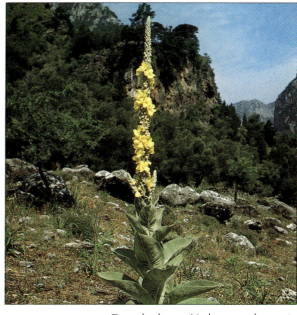

Tasso barbasso (Verbascum thapsus).

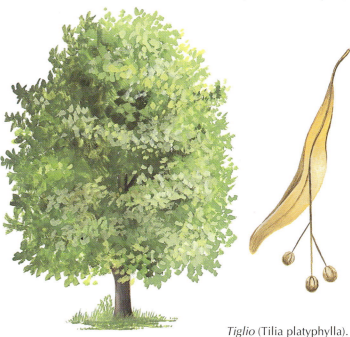

Tiglio (Tilia platyphylla).
Timo (Thymus vulgaris).

Ulcera gastrica

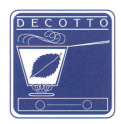

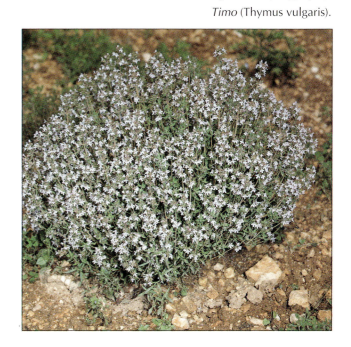

Quercia, g 10 • **Fieno greco,** g 15 • **Rovo,** g 20.
Decotto di 2 cucchiaini di erbe in 100 cc di acqua. Bollitura 2 minuti. Filtraggio a freddo. Bere 3 tazzine al giorno.

Erbe e salute

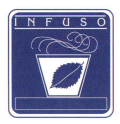

Salicaria, g 10 • **Achillea**, g 5 • **Cinquefoglio**, g 15 • **Lavatera**, g 15.
2 cucchiaini di miscela per 150 cc d'acqua bollente. Filtrare dopo 30 minuti. Bere più preparati al dì.

Iperico, g 20 • **Ortica**, g 20 • **Equiseto**, g 25 • **Uva orsina**, g 10.
3 cucchiai di miscela in 1/2 l d'acqua bollente. Filtrare dopo 10 minuti. Bere 4 tazzine al giorno.

Biancospino, g 30 • **Tasso barbasso** foglie, g 20 • **Sambuco** fiori, g 15 • **Robinia** fiori, g 20 • **Rosa** fiori, g 20 • **Achillea**, g 15 • **Valeriana**, g 5 • **Tiglio** fiori, g 20.
3 cucchiaini di miscela in 200 cc d'acqua a 40 °C. Filtrare dopo aver fatto riposare 35 minuti. Bere ogni giorno 3 preparati, mielati, lentamente.

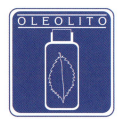

Iperico, A.L.
1/2 cucchiaino con succo di limone, 3 volte al dì.

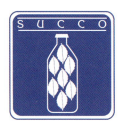

Cavolo, A.L.
1 cucchiaio 3 volte al giorno.

Bardana, A.L.
1 cucchiaio 3 volte al giorno.

Equiseto, A.L.
1 cucchiaio 3 volte al giorno.

Ortica, A.L.
Unire il succo a una quantità a piacere di miele. Più bicchierini durante la giornata.

Uremia

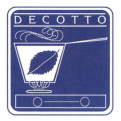

Ciliegio peduncoli, g 50 • **Granturco** barbe, g 30 • **Parietaria**, g 20 • **Verga d'oro**, g 20 • **Prezzemolo** radice, g 20 • **Asparago** radice, g 30.
Bollire 3 cucchiai di miscela in 1 l d'acqua per 5 minuti. Filtraggio a freddo. Bere 4 bicchieri al dì.

Gramigna, g 20 • **Ononide**, g 15 • **Tarassaco**, g 30 • **Risetto**, g 20 • **Carciofo**, g 20.
Bollire 2 cucchiaini in 100 cc d'acqua per 2 minuti. Filtrare dopo mezzora. 3 preparati al dì.

Alkekengi, g 30 • **Betulla**, g 20 • **Ononide**, g 30 • **Ginestra**, g 20.
Bollire in 1 l d'acqua per 10 minuti 3 cucchiai di miscela. Aggiungere 1 g di bicarbonato di sodio. Lasciare raffreddare. Bere 3 bicchieri di decotto al dì.

Uva orsina, g 10 • **Rosa** cinorrodi, g 20 • **Avena**, g 20 • **Parietaria**, g 25 • **Finocchio** semi, g 10.
Bollire in 300 cc di acqua per 10 minuti a fuoco lento, 2 cucchiaini di miscela. Filtrare a freddo. Bere 3 tazzine al giorno di preparato.

Bardana, g 15 • **Fumaria**, g 10 • **Saponaria**, g 5 • **Ononide**, g 25.
3 cucchiaini di miscela in 300 cc d'acqua. Bollitura 2 minuti. Filtraggio a freddo. Bere 2 tazzine al dì.

Gramigna, g 25 • **Centinodio**, g 15 • **Parietaria**, g 20 • **Granturco barbe**, g 10 • **Alkekengi**, g 15 • **Ononide**, g 20.
Bollire 3 cucchiai di erbe in 1 l d'acqua per 5 minuti. Filtrare spremendo bene il residuo. Bere tutto in giornata in più riprese.

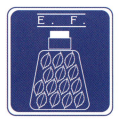

Pelosella, 2 parti • **Verga d'oro**, 1 parte • **Betulla**, 2 parti.

2 cucchiaini di miscela in 100 cc d'acqua. 2 preparati pro die.

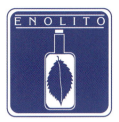

Salvia, A.L.
3 bicchierini da liquore al giorno.

Alkekengi, A.L.
4 bicchierini da liquore al giorno.

Frassino, A.L.
4 bicchierini da liquore al giorno.

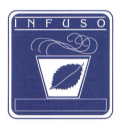

Sambuco *foglie, g 20* • **Veronica,** *g 10* • **Verga d'oro,** *g 15* • **Ortica,** *g 20.*
2 cucchiaini di miscela per 200 cc d'acqua bollente. Filtrare dopo 15 minuti. Bere 2 preparati al dì.

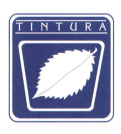

<u>Miscelare — ana parti — le tinture di:</u> **Gramigna** • **Ononide** • **Pelosella.**
15 gocce 3 volte al dì in poca acqua.

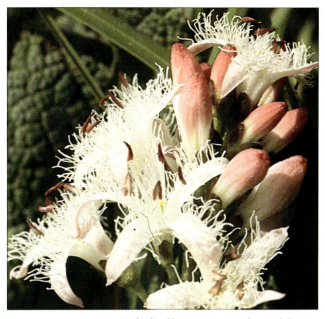
Trifoglio fibrino (Menyanthes trifoliata).

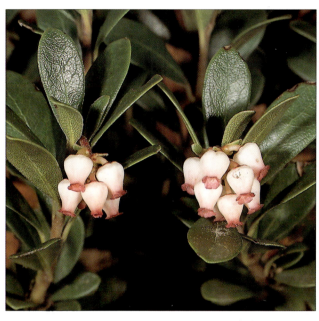
Uva orsina (Arctostaphylos uva-ursi).
Valeriana (Valeriana officinalis).

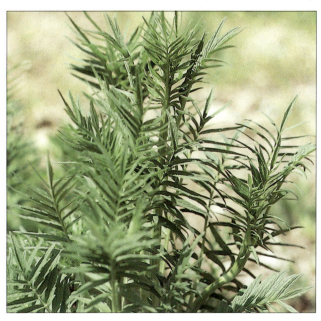

Erbe e salute

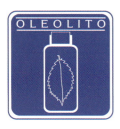

Iperico, A.L.
Umettare tutta la parte colpita.

Giglio, A.L.
Umettare tutta la parte colpita.

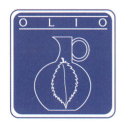

Mandorle, A.L.
Umettare tutta la parte colpita.

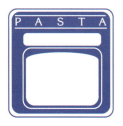

Parietaria, A.L.
Tritare e miscelare con crusca, unendo anche un po' di olio di oliva. Impacco sulla zona ustionata.

<u>Ana parti</u>: **Piantaggine • Ortica • Equiseto.**
Triturare le erbe fino a ridurle in poltiglia. Sovrapporre all'ustione.

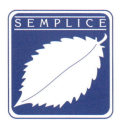

Carota polpa, A.L.

Sovrapporre all'ustione.

Consolida polpa, A.L.
Sovrapporre all'ustione.

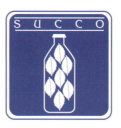

Piantaggine succo, A.L.
Emulsionare a piacere con acqua di calce 2ª e sovrapporre.

Vampate da menopausa

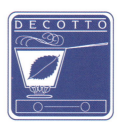

Borsa del pastore, g 5 • **Camomilla**, g 20 • **Centaurea minore**, g 5.
2 cucchiaini di erbe in 100 cc di acqua. Bollitura 2 minuti. Filtraggio a freddo. Bere 3 tazzine al dì.

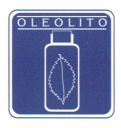

Ruta, A.L.
5 gocce 2 volte al dì, su zolletta di zucchero.

Biancospino, g 15 • **Valeriana**, g 5 • **Lattuga scariola**, g 10.
2 cucchiaini di miscela per 150 cc d'acqua bollente. Filtrare dopo 30 minuti. Bere 2 preparati al dì.

Pervinca, g 25 • **Vischio**, g 10 • **Tasso barbasso**, g 10.
2 cucchiaini di miscela per 150 cc d'acqua bollente. Filtrare dopo 20 minuti. Bere 2 infusi al dì.

Sambuco foglie, g 10 • **Timo,** g 5 • **Angelica,** g 10 • **Prugnolo** foglie, g 10.
2 cucchiaini di miscela per 200 cc d'acqua bollente. Filtrare dopo 15 minuti. Bere 2 preparati al dì.

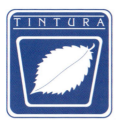

Cardo mariano, A.L.
10 gocce 3 volte al dì, in poca acqua.

Cardo santo, A.L.
10 gocce 3 volte al dì, in poca acqua.

Borsa del pastore, A.L.
10 gocce 3 volte al dì, in poca acqua.

Vaginite

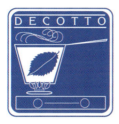

Anserina, g 25 • **Cinquefoglio,** g 20 • **Cipresso** foglie, g 15.
Bollire in 2 l d'acqua per 5 minuti 8 cucchiai di erbe. Filtrare a freddo. Effettuare lavande.

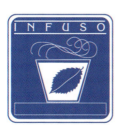

Rosmarino, g 20 • **Lavanda,** g 10 • **Achillea,** g 10 • **Timo,** g 5.
3 cucchiai di miscela in 1 l d'acqua bollente. Filtrare a raffreddamento con carta da filtro. Effettuare lavaggi.

Tormentilla, g 15 • **Cinquefoglio,** g 15 • **Noce** foglie, g 25 • **Piantaggine,** g 10 • **Rovo** foglie, g 25.
4 cucchiai di miscela in 1 l d'acqua bollente. Lasciare riposare 1 ora, poi filtrare accuratamente. Effettuare lavande.

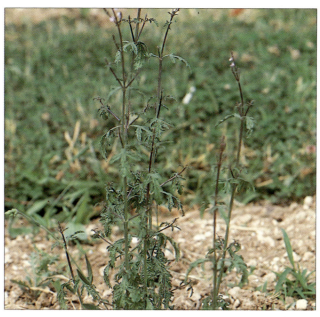

Verbena (Verbena officinalis).

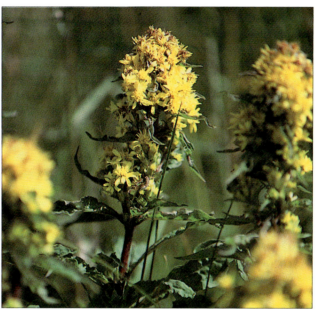

Verga d'oro (Solidago virga aurea).
Veronica (Veronica officinalis).

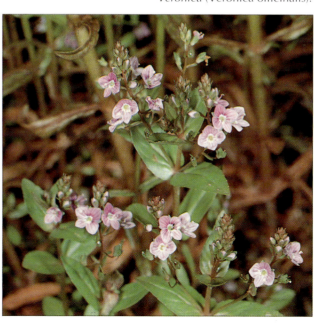

Alchemilla, g 15 • *Ortica* foglie, g 10 • *Prugnolo* foglie, g 25.
3 cucchiai di miscela in 1 l d'acqua bollente. Filtrare a raffreddamento con carta da filtro. Effettuare lavaggi.

Salicaria, g 10 • *Parietaria*, g 10 • *Milzadella*, g 15 • *Ortica*, g 10.
3 cucchiai di miscela in 1 l d'acqua bollente. Filtrare a raffreddamento con carta da filtro. Effettuare lavaggi.

Assenzio, g 15 • *Lavanda*, g 10 • *Camomilla*, g,15 • *Mugo* aghi, g 15 • *Ginepro* foglie, g 10.
4 cucchiai di miscela in 1 l d'acqua bollente. Lasciare riposare 1 ora, poi filtrare accuratamente. Effettuare lavande.

Parietaria, g 30 • *Artemisia*, g 10 • *Camomilla*, g 10 • *Salvia*, g 10.
3 cucchiai di miscela in 1 l d'acqua bollente. Filtrare a raffreddamento con carta da filtro. Effettuare lavaggi.

Melissa, g 25 • *Luppolo*, g 25 • *Timo*, g 5 • *Arancio* scorza, g 10 • *Menta*, g 20 • *Tiglio* fiori, g 10.
2 cucchiaini di miscela per 150 cc d'acqua bollente. Filtrare dopo 20 minuti. Bere 2 infusi al dì.

Luppolo, g 10 • *Artemisia*, g 5 • *Camomilla*, g 15.
3 cucchiaini di miscela per 200 cc d'acqua bollente. Filtrare dopo 30 minuti. Bere 2 infusi al dì.

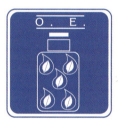

Miscelare — ana parti — gli O. E. di: **Lavanda** • **Origano**.
2 gocce su zolletta di zucchero 2 volte al dì.

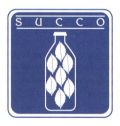

Ortica, A.L.
2 cucchiai al dì in acqua.

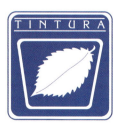

Salicaria, A.L.
15 gocce in acqua 3 volte al giorno.

Iperico, A.L.
15 gocce in acqua 3 volte al giorno.

Cipresso, A.L.
15 gocce in acqua 3 volte al giorno.

Milzadella, A.L.
10 gocce 3 volte al giorno in acqua.

Salicaria, A.L.
10 gocce 3 volte al giorno in acqua.

Vermi intestinali
(ASCARIDI, OSSIURI)

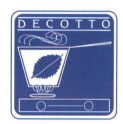

Corallina di Corsica, A.L.
Bollire 1 cucchiaino di alga in 200 cc di acqua per 2 minuti. Lasciare raffreddare e colare. Bere in 2 o 3 volte nella giornata. Non usare se vi sono malattie alla tiroide.

Ana parti: **Fuco** • **Corallina di Corsica**.
Bollire 1 cucchiaino di alga in 200 cc di acqua per 2 minuti. Lasciare raffreddare e colare. Bere in 2 o 3 volte nella giornata. Non usare se vi sono malattie alla tiroide.

Melograno scorza, A.L.
Bollire 2 cucchiaini di droga in 200 cc di acqua per 2 minuti. Lasciare raffreddare e colare. Bere in 2 o 3 volte nella giornata.

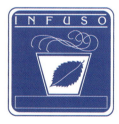

Tanaceto, A.L.
1 cucchiaino di erba in 250 cc di acqua bollente. Filtrare dopo 20 minuti. Bere in 2 riprese durante il giorno.

Assenzio, A.L.

1/2 cucchiaino di erba in 200 cc di acqua bollente. Filtrare dopo 20 minuti. Bere in 2 riprese durante il giorno.

Aloè, A.L.
Disciogliere 1 g di estratto secco in 200 cc di acqua bollente. Bere a più riprese durante il dì.

Centaurea minore, g 10 • **Artemisia,** g 5 • **Tanaceto,** g 5 • **Assenzio,** g 2.
1 cucchiaino di erba in 250 cc di acqua bollente. Filtrare dopo 20 minuti. Bere in 2 riprese durante il giorno.

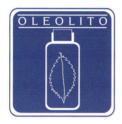

Ruta, A.L.
3 gocce 3 volte al giorno su zolletta di zucchero.

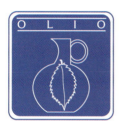

Noce, A.L.
3 cucchiaini al giorno.

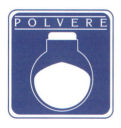

Zucca semi, A.L.
1/2 cucchiaino al giorno.

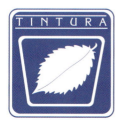

Santolina, A.L.
3 gocce 2 volte al dì in poca acqua.

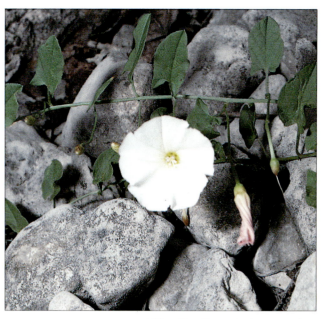

Villucchio (Convolvulus arvensis).

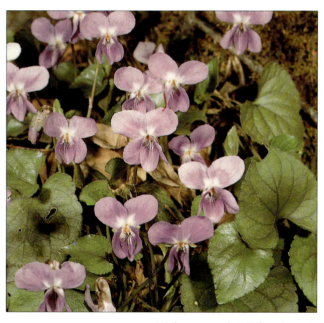

Viola mammola (Viola odorata).
Viola tricolore (Viola tricolor).

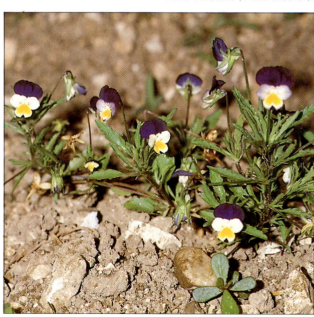

Erbe e salute

Aglio, A.L.
10 gocce 3 volte al dì in acqua.

Verruche

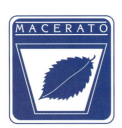

Salice corteccia, A.L.
Far macerare per 1 notte una quantità a piacere di corteccia in aceto. Il giorno seguente porre la corteccia a contatto con le verruche. Mantenerla per 5 minuti.

Cipolla, A.L.
Far macerare per 1 notte una quantità a piacere di cipolla in aceto. Il giorno seguente porre la cipolla a contatto colle verruche. Mantenerla per 5 minuti.

Aglio pestato, A.L.
Far macerare per una settimana in 200 cc di aceto, 5 spicchi tritati di aglio. Usare poi il liquido in pennellature.

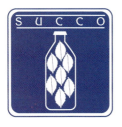

Celidonia, A.L.
Porre il succo sopra le verruche 1 volta al giorno.

Tarassaco radice, A.L.
Porre il succo sopra le verruche 1 volta al giorno.

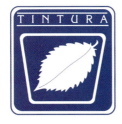

Tuja, A.L.
In pennellature frequenti durante il dì.

Dulcamara, A.L.
In pennellature frequenti durante il dì.

Tarassaco, A.L.
In pennellature frequenti durante il dì.

Vertigini

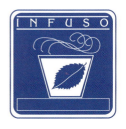

Pervinca, g 15 • **Vischio**, g 5.
2 cucchiaini di miscela per 150 cc d'acqua bollente. Filtrare dopo 30 minuti. Bere 2 preparati al giorno.

Rosolaccio, g 10 • **Camomilla**, g 5 • **Centaurea minore**, g 5 • **Pervinca**, g 20.
2 cucchiaini di miscela per 200 cc d'acqua bollente. Filtrare dopo 15 minuti. Bere 2 preparati al giorno.

Valeriana, g 15 • **Ginepro** bacche, g 15 • **Matricaria**, g 15 • **Menta**, g 10.
3 cucchiaini di miscela in 200 cc d'acqua a 40 °C. Filtrare dopo aver fatto riposare 35 minuti. Bere ogni giorno 3 preparati, mielati, lentamente.

Calamo aromatico, g 5 • **Trifoglio fibrino**, g 5 • **Centaurea minore**, g 5 • **Angelica**, g 25.
3 cucchiaini di miscela per 200 cc d'acqua bollente. Filtrare dopo 15 minuti. Bere 2 preparati al giorno.

Ambrosia, g 15 • **Luppolo**, g 5 • **Castagno** foglie, g 10 • **Arancio** fiori, g 5 • **Tiglio** fiori, g 20.
2 cucchiaini di miscela per 150 cc d'acqua bollente. Filtrare dopo 20 minuti. Bere 2 preparati al giorno.

Primola, g 10 • **Valeriana**, g 5 • **Lattuga scariola**, g 10 • **Ginepro** bacche, g 10 • **Rosolaccio**, g 15.
2 cucchiaini di miscela per 200 cc d'acqua bollente. Filtrare dopo 15 minuti. Bere 2 preparati al giorno.

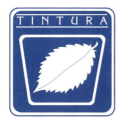

Miscelare le tinture di: **Salice,** *1 parte •* **Ruta,** *1/4 di parte •* **Ribes,** *1 parte.*
10 gocce in acqua 3 volte al giorno.

Vomito
(Antivomitivo)

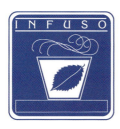

Angelica, *g 15 •* **Camomilla,** *g 10 •* **Rosolaccio,** *g 15 •* **Passiflora,** *g 30.*
3 cucchiaini di miscela in 200 cc d'acqua a 40 °C. Filtrare dopo aver fatto riposare 35 minuti. Bere ogni giorno 3 preparati, mielati, lentamente.

Lauroceraso, *5 foglie •* **Menta,** *5 g.*
1 cucchiaino di miscela in 200 cc di acqua bollente. Filtrare a raffreddamento e bere lentamente.

Marrubio, *g 10 •* **Angelica,** *g 10 •* **Ambrosia,** *g 25.*
3 cucchiaini di miscela per 200 cc d'acqua bollente. Filtrare dopo 15 minuti. Bere 2 preparati al giorno.

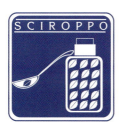

Miscelare — ana parti — gli sciroppi di: **Achillea •** **Centaurea minore.**
2 cucchiai da riprendere dopo 15 minuti se necessario.

Miscelare — ana parti — gli sciroppi di: **Pesco** *frutti •* **Prugnolo** *fiori.*

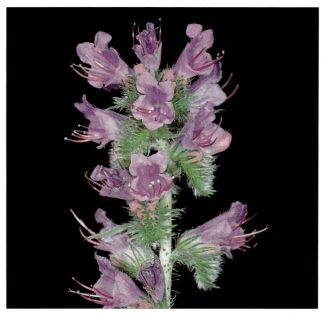

Viperina (Echium vulgare).

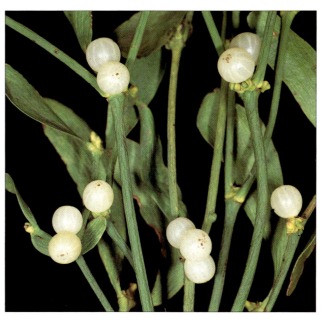

Vischio (Viscum album).
Zucca (Cucurbita maxima).

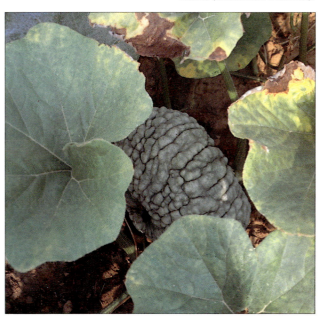

Erbe e salute

5 cucchiaini da riprendere dopo 15 minuti all'occorrenza.

Lattuga scariola, a.l.
2 cucchiai da riprendere dopo 15 minuti se necessario.

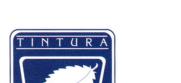

Zafferano, a.l.

5 gocce in poca acqua. Ripetere se necessario dopo 10 minuti.

Mirtillo, a.l.
10 gocce in poca acqua. Ripetere se necessario dopo 10 minuti.

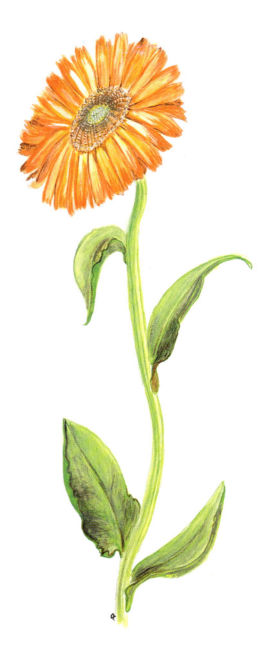

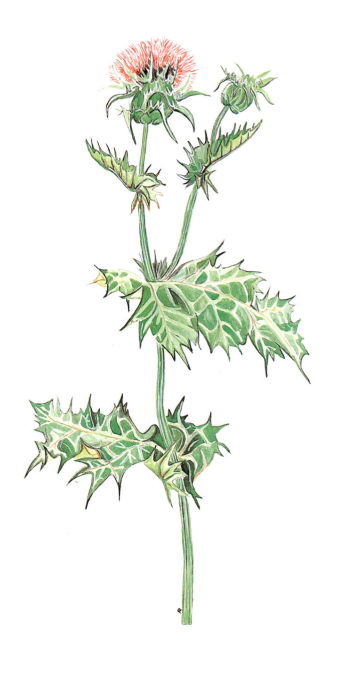

Erbe e salute

ELENCO DELLE PIANTE OFFICINALI USATE

Abete (*Abies excelsa*)
Achillea (*Achillea millefolium*)
Agar-agar (*Gracilaria lichenoides*)
Aglio (*Allium sativum*)
Agrimonia (*Agrimonia eupatoria*)
Alchemilla (*Alchemilla vulgaris*)
Alkekengi (*Physalis alkekengi*)
Alliaria (*Alliaria officinalis*)
Alloro (*Laurus nobilis*)
Aloè (*Aloe ferox*)
Altea (*Althaea officinalis*)
Ambrosia (*Chenopodium ambrosioides*)
Aneto (*Anethum graveolens*)
Angelica (*Angelica sylvestris*)
Anice (*Pimpinella anisum*)
Anserina (*Potentilla anserina*)
Arancio (*Citrus aurantium*)
Arnica (*Arnica montana*)
Artemisia (*Artemisia vulgaris*)
Asplenio (*Asplenium trichomanes*)
Assenzio (*Artemisia absinthium*)
Avena (*Avena sativa*)

Balsamite (*Tanacetum balsamita*)
Bardana (*Arctium lappa*)
Basilico (*Ocimum basilicum*)
Betulla (*Betula alba*)
Biancospino (*Crataegus oxyacantha*)
Bistorta (*Polygonum bistorta*)
Borragine (*Borrago officinalis*)
Borsa del pastore (*Capsella bursa pastoris*)
Bosso (*Buxus sempervirens*)
Buon Enrico (*Chenopodium bonus-Henricus*)

Cajeput (*Melaleuca leucadendron*)
Calaminta (*Calamintha officinalis*)
Calamo aromatico (*Acorus calamus*)
Calendola (*Calendula officinalis*)
Camedrio (*Teucrium chamaedris*)
Camomilla (*Matricaria chamomilla*)
Canapa acquatica (*Eupatorium cannabinum*)
Canfora (*Cinnamomum canfora*)
Canna (*Arundo donax*)
Cannella (*Cinnamomum zeylanicum*)
Capelvenere (*Adiantum capillus-veneris*)
Cappero (*Capparis spinosa*)
Cappuccina (*Trapaeolum majus*)
Capsico (*Capsicum annuum*)
Carciofo (*Cynara scolimus*)
Cardiaca (*Leonurus cardiaca*)
Cardo mariano (*Sylibum marianum*)
Cardo santo (*Cnicus benedictus*)
Cariofillata (*Geum urbanum*)
Carota (*Daucus carota*)

Carvi (*Carum carvi*)
Cassia (*Cassia fistula*)
Castagno (*Castanea sativa*)
Cavolo (*Brassica oleracea*)
Ceci (*Cicer arietinum*)
Cedro (*Citrus medica*)
Celidonia (*Chelidonium majus*)
Centaurea minore (*Erythraea centaurium*)
Centinodio (*Polygonum aviculare*)
Ceterach (*Ceterach officinarum*)
China (*Cinchona succirubra*)
Cicoria (*Cichorium intybus*)
Ciliegio (*Prunus avium*)
Cinquefoglio (*Potentilla reptans*)
Cipolla (*Allium cepa*)
Cipresso (*Cupressus sempervirens*)
Cola (*Cola nitida*)
Consolida (*Symphytum officinale*)
Corallina di Corsica (*Alsidium helminthochorton*)
Coriandolo (*Coriandrum sativum*)
Corniolo (*Cornus mas*)
Cotogno (*Cydonia vulgaris*)
Crescione (*Nasturtium officinale*)
Crespino (*Berberis vulgaris*)
Cumino (*Cominum cyminum*)
Cuscuta (*Cuscuta epithymum*)

Dattero (*Phoenix dactylifera*)
Dentaria (*Dentaria enneaphyllos*)
Drosera (*Drosera rotundifolia*)
Dulcamara (*Solanum dulcamara*)

Edera (*Hedera helix*)
Edera terrestre (*Glechoma hederacea*)
Elicriso (*Helichrysum italicum*)
Enula (*Inula helenium*)
Epilobio (*Epilobium angustifolium*)
Equiseto (*Equisetum arvense*)
Erba luigia (*Lippia citriodora*)
Erica (*Erica vulgaris*)
Erisimo (*Sisymbrium officinale*)
Eucalipto (*Eucalyptus globulus*)
Euforbio (*Euphorbia lathyris*)
Eufrasia (*Euphrasia officinalis*)

Faggio (*Fagus sylvatica*)
Farfara (*Tussilago farfara*)
Fava (*Vicia faba*)
Favagello (*Ranunculus ficaria*)
Felce maschio (*Polystichum filix mas*)
Fico (*Ficus carica*)
Fieno greco (*Trigonella foenum graecum*)
Finocchio (*Foeniculum vulgare*)
Fiordaliso (*Centaurea cyanus*)
Fragola (*Fragaria vesca*)

Frangola (*Rhamnus frangula*)
Frassino (*Fraxinus excelsior*)
Fuco (*Fucus vescicolosus*)
Fumaria (*Fumaria officinalis*)

Galanga (*Alpinia officinarum*)
Galega (*Galega officinalis*)
Garofano (*Jambosa caryophyllus*)
Gelso (*Morus nigra*)
Genziana (*Gentiana lutea*)
Giglio (*Lilium candidum*)
Ginepro (*Juniperus communis*)
Ginestra (*Spartium junceum*)
Giusquiamo (*Hyoscyamus niger*)
Gramigna (*Triticum repens*)
Granturco (*Zea mays*)

Ioseride (*Hyoseris radiata*)
Iperico (*Hypericum perforatum*)
Ippocastano (*Aesculus hippocastanum*)
Issopo (*Hyssopus officinalis*)

Jambul (*Syzygium jambolana*)

Lampone (*Rubus idaeus*)
Lattuga scariola (*Lactuca scariola*)
Lauroceraso (*Prunus lauro-cerasus*)
Lavanda (*Lavandula officinalis*)
Lavatera (*Lavatera cretica*)
Levistico (*Levisticum officinale*)
Lichene islandico (*Cetraria islandica*)
Licnide (*Lychnis alba*)
Limone (*Citrus limonum*)
Linaiola (*Linaria vulgaris*)
Linaria (*Linaria cymbalaria*)
Lino (*Linum usitatissimum*)
Liquirizia (*Glycyrrhiza glabra*)
Loto cornicolato (*Lotus corniculatus*)
Luffa (*Luffa cylindrica*)
Lupino (*Lupinus albus*)
Luppolo (*Humulus lupulus*)

Maggiorana (*Origanum majorana*)
Malva (*Malva sylvestris*)
Mandorlo (*Amygdalus communis*)
Marrubio (*Marrubium vulgare*)
Matricaria (*Chrysanthemum parthenium*)
Melanzana (*Solanum melongena*)
Meliloto (*Melilotus officinalis*)
Melissa (*Melissa officinalis*)
Melo (*Pyrus malus*)
Melograno (*Punica granatum*)
Menta (*Mentha piperita*)
Milzadella (*Lamium album*)
Mirride (*Myrris odorata*)
Mirtillo (*Vaccinium myrtillus*)
Mirto (*Myrtus communis*)

Morella *(Solanum nigrum)*
Mugo *(Pinus pumilio)*

Nespolo *(Mespilus germanica)*
Nigella *(Nigella damascena)*
Nocciolo *(Corylus avellana)*
Noce *(Juglans regia)*

Olivo *(Olea europaea)*
Olmo *(Ulmus campestris)*
Ombelico di Venere *(Umbilicus pendulinus)*
Ononide *(Ononis spinosa)*
Ontano *(Alnus glutinosa)*
Origano *(Origanum vulgare)*
Ortica *(Urtica urens)*
Orzo *(Hordeum sativum)*

Parietaria *(Parietaria officinalis)*
Passiflora *(Passiflora incarnata)*
Patata *(Solanum tuberosum)*
Pelargonio *(Pelargonium odoratissimum)*
Pelosella *(Hieracium pilosella)*
Pero *(Pyrus communis)*
Pervinca *(Vinca minor)*
Pesco *(Persica vulgaris)*
Petasite *(Petasites officinalis)*
Piantaggine *(Plantago major)*
Pino *(Pinus sylvestris)*
Pioppo *(Populus nigra)*
Poligala *(Polygala amara)*
Polio montano *(Teucrium polium)*
Polipodio *(Polypodium vulgare)*
Polmonaria *(Pulmonaria officinalis)*
Pratolina *(Bellis perennis)*
Prezzemolo *(Petroselinum hortense)*
Primola *(Primula officinalis)*

Prugna *(Prunus domestica)*
Prugnolo *(Prunus spinosa)*
Psillio *(Plantago psyllium)*

Quercia *(Quercus robur)*

Rabarbaro *(Rheum palmatum)*
Rapa *(Brassica rapa)*
Ribes *(Ribes nigrum)*
Risetto *(Sedum acre)*
Robinia *(Robinia pseudoacacia)*
Romice bastardo *(Rumex alpinus)*
Romice crespo *(Rumex crispus)*
Rosa *(Rosa canina)*
Rosmarino *(Rosmarinus officinalis)*
Rosolaccio *(Papaver rhoeas)*
Rovo *(Rubus fruticosus)*
Ruta *(Ruta graveolens)*

Salicaria *(Lythrum salicaria)*
Salice *(Salix alba)*
Salvia *(Salvia officinalis)*
Salvia pratense *(Salvia pratensis)*
Sambuco *(Sambucus nigra)*
Sandalo *(Santalum album)*
Santolina *(Santolina chamaecyparissus)*
Santoreggia *(Satureja hortensis)*
Saponaria *(Saponaria officinalis)*
Scrofularia *(Scrophularia nodosa)*
Sedano *(Apium graveolens)*
Semprevivo *(Sempervivum arachnoideum)*
Sena *(Cassia angustifolia)*
Senape *(Sinapis nigra)*
Serpillo *(Thymus serpyllum)*
Sigillo di Salomone *(Polygonatum officinale)*

Soja *(Soja hispida)*
Spincervino *(Rhamnus cathartica)*
Spirea olmaria *(Spirea ulmaria)*
Stachide *(Stachys recta)*
Stellina odorosa *(Asperula odorata)*
Stramonio *(Datura stramonium)*
Susino *(Prunus domestica)*

Tamarindo *(Tamarindus indica)*
Tamaro *(Tamus communis)*
Tanaceto *(Tanacetum vulgare)*
Tarassaco *(Taraxacum officinale)*
Tasso barbasso *(Verbascum thapsus)*
Tiglio *(Tilia platyphylla)*
Timo *(Thymus vulgaris)*
Tormentilla *(Potentilla tormentilla)*
Trifoglio fibrino *(Menyanthes trifoliata)*
Tuja *(Thuya occidentalis)*

Uva orsina *(Arctostaphylos uva-ursi)*
Uva spina *(Ribes grossularia)*

Valeriana *(Valeriana officinalis)*
Verbena *(Verbena officinalis)*
Verga d'oro *(Solidago virga aurea)*
Veronica *(Veronica officinalis)*
Villucchio *(Convolvulus arvensis)*
Viola mammola *(Viola odorata)*
Viola tricolore *(Viola tricolor)*
Viperina *(Echium vulgare)*
Vischio *(Viscum album)*
Vite *(Vitis vinifera)*
Vulneraria *(Anthyllis vulneraria)*

Zafferano *(Crocus sativus)*
Zucca *(Cucurbita maxima)*

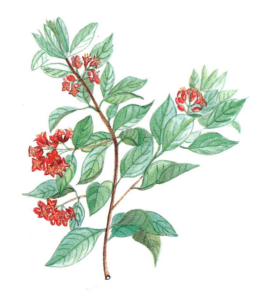

Bibliografia

AMAL, *LE PIANTE ALIMENTARI E MEDICINALI DEL DOTTOR AMAL* - SONZOGNO, 1978.
J. AUDY - J. FONDIN, *DALLE PIANTE BELLEZZA E SALUTE* - FRATELLI FABBRI EDITORI, 1972.
C. BERGERET- M.TETAU, *LA NUOVA FITOTERAPIA* - ED. DEL RICCIO.
F. BIANCHINI - F. CORBETTA, *LE PIANTE DELLA SALUTE* - ARNOLDO MONDADORI EDITORE, 1975.
B. R. BRAGGIO - R. CHIEJ GAMACCHIO, *DIZIONARIO PRONTUARIO FITOTERAPICO* - SANSONI EDITORE, 1986.
E. BREINDL, *L'ERBORISTA DI DIO* - ED.PAOLINE, 1989.
R. CHIEJ GAMACCHIO, *PIANTE MEDICINALI* - ARNOLDO MONDADORI EDITORE, 1983.
R. CORCOS, *TORNARE ALLA NATURA* - SUGAR EDITORE, 1973.
L. P. DA LEGNANO, *LE PIANTE MEDICINALI NELLA CURA DELLE MALATTIE UMANE* - ED.MEDITERRANEE, 1968.
P. ATANASIO DA GRAUNO, *LE ERBE MEDICINALI DI FRATE ATANASIO* - GRAFICHE ISTITUTO PAVONIANO - ARTIGIANELLI, 1984.
A. FIDI, *LE MALATTIE CURATE CON LE ERBE E PIANTE MEDICINALI* - GORLINI EDITORE, 1976.
F. NERI, *SANI E GIOVANI CON LE ERBE MEDICINALI* - DE VECCHI EDITORE, 1973.
A. POLETTI, *CURARSI CON LE ERBE* - ED. E.R.P.I., 1981.
L. POMINI, *ERBORISTERIA ITALIANA* - EDIZIONI VITALITA' 1973.
L. PALMA, *FITOTERAPIA MODERNA* - S.E.I., 1958.
S. TURTULA, *GUIDA ALLE ERBE DELLA SALUTE* - ARMENIA EDITORE, 1975.
P. VOGLIOLO, *NOVISSIMO RICETTARIO DELLE ERBE* - MEDICINALI - ED. LAMBERTI, 1950.

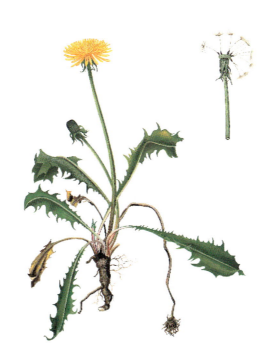

INDICE GENERALE

INTRODUZIONE, 5

Preparazioni, 7
 Macerazione, 7
 Infusione, 7
 Decozione, 7
 Conservazione, 7
 Essiccazione, 7
 Estrazione, 87
 Essenze, 8

Legenda, 9
 Piccolo glossario, 9
 Corrispondenza ponderale, 10

RICETTARIO FITOTERAPICO, 11

ABRASIONE, 12
ACIDITÀ DI STOMACO, 12
ACNE GIOVANILE, 14
AEROFAGIA, 16
AFONIA, 17
AFTA, 18
AGALATTIA, 18
ALITOSI, 19
ALLERGIA DA POLLINE, 20
ALOPECIA, 20
AMENORREA, 22
ANEMIA, 23
ANERGIA, 24
ANSIETÀ, 26
ARITMIA CARDIACA, 27
ARTRITE, 28
ASCESSO, 28
ASMA ALLERGICA, 30
BRONCHITE, 30
CALLI, 32
CARIE (odontalgia), 32
CATARRO INTESTINALE, 34
CAFALEA, 34
 Cefalea da ipertensione, 34
 Cefalea da sinusite, 35
CERUME, 36
CISTITE, 36
COLICA INTESTINALE, 37
COLITE, 38
CONGIUNTIVITE, 40
CONTUSIONE, 40
CORIZZA, 42
CRAMPO MUSCOLARE, 42
CROSTA LATTEA, 42

DEPRESSIONE, 43
DERMATITE, 44
DIABETE, 46
DIARREA, 46
DISMENORREA, 48
DISTORSIONE, 48
ECCHIMOSI, 49
ECZEMA SEBORROICO, 50
EFELIDI, 51
EMICRANIA, 52
EMORROIDI, 53
ENTERITE INFANTILE, 54
ENTEROCOLITE, 55
ENURESI, 56
EPISTASSI, 57
ERITEMA, 58
 Eritema nodoso, 58
 Eritema solare, 58
ERPETE, 58
ERUTTAZIONI, 60
FARINGITE, 60
FEBBRE, 62
FERITE, 63
FISTOLA, 64
FLATULENZA, 66
FORFORA, 66
FORUNCOLOSI, 68
GASTRITE, 69
GELONI, 70
GENGIVITE, 72
GOTTA, 72
INAPPETENZA, 74
INCONTINENZA URINARIA, 75
INDIGESTIONE, 75
INFLUENZA, 77
INSONNIA, 78
INTERTRIGINE, 80
IPERTENSIONE, 80
IPERTROFIA PROSTATICA, 82
IPOTENSIONE, 82
LARINGITE, 83
LEUCORREA, 84
MASTITE, 85
MENOPAUSA, 86
MIALGIA, 88
NAUSEA, 89
NEVRALGIA, 90
OBESITÀ, 92
ODONTALGIA, 92
ORTICARIA, 92
ORZAIOLO, 94
OTALGIA, 95

Erbe e salute

OTITE, 95
OZENA, 97
PANERECCIO, 98
PEDICOLOSI, 98
PERTOSSE, 99
POLLINOSI, 100
PRURITO, 100
  Prurito anale, 101
  Prurito vulvare, 102
PUNTURA D'INSETTO, 103
RAFFREDDORE, 104
RAGADI, 105
  Ragadi alle mammelle, 105
  Ragadi anali, 106
RENELLA, 108
REUMATISMO, 109
SCIATICA, 110
SEBORREA, 110
SINGHIOZZO, 112
SINUSITE, 113
SPASMI, 114
  Spasmo gastrico, 114
  Spasmo intestinale, 114
STIPSI, 116
STITICHEZZA, 116

STOMATITE, 118
SUDORAZIONE, 119
TABAGISMO, 120
TENESMO ANALE, 120
TENIASI, 121
TORCICOLLO, 122
TOSSE, 123
ULCERA GASTRICA, 125
UREMIA, 126
USTIONE, 128
VAMPATE DA MENOPAUSA, 128
VAGINITE, 129
VERMI INTESTINALI (ascaridi, ossiuri), 130
VERRUCHE, 132
VERTIGINI, 132
VOMITO (antivomitivo), 133

ELENCO DELLE PIANTE OFFICINALI USATE, 136

BIBLIOGRAFIA, 135

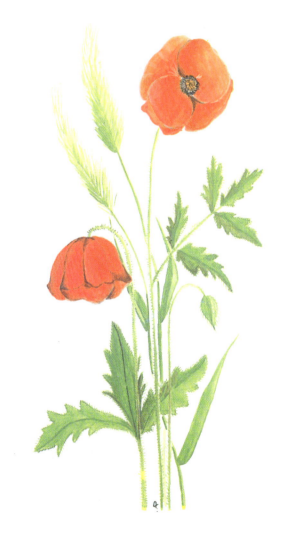

Finito di stampare nel mese di maggio 1994
dalle Grafiche Busti - Vago di Lavagno (VR)
per conto di DEMETRA S.r.l.